膝關節攣縮的評估與運動治療

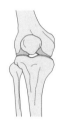

監修 林典雄

肌肉骨骼系統功能解剖學研究所　所長

執筆 橋本貴幸

土浦協同醫院復健技師部長

楓 葉 社

監修的話

　　橋本治療師執筆的《膝關節攣縮的評估與運動治療》出版了，這系列叢書是由赤羽根治療師執筆的《肩關節攣縮的評估與運動治療》打頭陣，接續熊谷治療師執筆的《髖關節攣縮的評估與運動治療》之後，本書是第3彈。對從事骨骼肌肉系統復健的治療師而言，處理「肩關節」、「髖關節」、「膝關節」需要與時俱進的知識及技術，新手治療師應該很需要這3本書吧！請各位務必熟讀內容，幫助每天的臨床工作。

　　那麼，來稍微介紹一下完成寫書這件大工程的橋本治療師吧！橋本治療師是我擔任教職第1年那年入學的學生，記憶中他雖然是個戒不掉茨城口音的鄉下人，但是本性開朗、富有人情味，很受到大家歡迎。他畢業後就職於土浦協同醫院，以借調的形式到我手下累積研習的機會，與我共同度過了2年教職、1年臨床的時光。當教師的兩年中，他以助手的身分參與我所有的課堂，打好基礎的同時，從研究培養了邏輯性思考。接著在臨床上的一年中，他善盡作為當時仍然青澀的赤羽根治療師及中宿治療師兄長的職責，實踐了講究臨床結果的運動治療。後來回到土浦協同醫院，盡心培育後進，成立骨科復健學會茨城分會，大大發揮了地區骨骼肌肉系統復健推展據點的作用。長時間與我一起走來的橋本治療師，就這麼成為我專心至致的學生其中之一。

　　橋本治療師透過本書，做出了人生的名片。寫書這個工作，沒有著龐大的知識、實際的臨床結果是無法完成的。或許旁人看來，橋本治療師從學生時代起就踏上了精英之路，然而我眼中的橋本治療師絕不是什麼能人才俊，反應也不敏捷，不過他是最默默努力不放棄的人，也是最真誠面對臨床的人。他受到眾多同事傾慕的性格，促使他提升自我能力到了更高的境界，他應該可說是實踐「努力是不會騙人的！」、「堅持就是力量！」的一流物理治療師吧！希望拿到本書的眾多年輕治療師不要就此滿足，而是一步一步紮實、持續地努力，變成像橋本治療師一樣的一流臨床專家。

　　最後要向盡心幫助本書完成製作的運動與醫學出版社園部先生說聲感謝，還有確實支援橋本治療師的太太，如果沒有她好好照顧孩子，我想這本書也無法完成，藉此機會表達我的謝意。橋本治療師的物理治療師人生不會這樣就結束，往後為了物理治療界，也為了患者，請將身為專家的努力持續下去。

　　我自豪的學生——橋本！再次恭喜你！

2020年1月吉日
肌肉骨骼系統功能性解剖學研究所 所長
林　典雄

序言

當上物理治療師後已經過了20年。我是第2次嬰兒潮世代的人，當時也是個升學很辛苦的時代。我茫然地去考了大學、專科學校，但全都落榜，那時偶然聽到復健這個關鍵字，便對保健體育且詳知此領域的職業——「物理治療師」開始產生興趣。

之後我思考了想做什麼，便決定以物理治療師為方向當重考生。好不容易進入培育學校，當時遇見的教師就是恩師林典雄老師（現在是股份有限公司骨骼肌肉系統功能性解剖學研究所的所長）。學生時代起我便受到他的照顧，畢業後回到家鄉任職。

即使一邊回想林老師課堂上教授的骨骼肌肉系統相關知識，一邊運用在臨床上，也很難改善關節可動範圍，患者治療時便持續伴隨著疼痛。究竟是能治癒的病況沒治好呢？還是不可能治癒的病況勉強去治療呢？我完全無法判斷。就算與醫生商量，他們也不是在運動治療的過程中加入指導（後來才知道，醫生沒有上過運動治療的課程）。

接著過了幾年，我有機會在母校附近的學會發表，久違地再次見到林老師，我趁機去問候他，當天晚上便一起去吃飯。

以此為契機，無法實踐「確實治療應該治癒、能治癒病況的運動治療法」的我，與林老師身在同一個職場執行業務，從講座、實際操作、當各種助手到學會、研討會，我幾乎每天都跟在老師身邊學習。記得見習臨床指導時，我接收到指示要替當時診斷為五十肩的患者進行保守治療，我的腦中一片空白，不知道該怎麼操作才好，只能往屈曲或外展方向讓患者主動及被動地活動。後來林老師喊停、接手，迅速完成評估，一轉眼就開始治療，在我還不懂老師在做什麼的時候，眼看著肩關節屈曲可動範圍逐漸增加，改善到高舉雙手也不會疼痛的狀態，患者瞬間笑開。看到這種場面，「明明都是同個患者卻……」的想法讓我感到心碎，至今仍無法忘懷。

自己無法治癒的患者在面前被治好，面對老師這樣的技術，我深切感受到即使同樣擁有物理治療師的執照，但我與老師能提供給患者的知識、技術差距甚大。從這時候起，我就更強烈地想要變成林老師這樣的物理治療師，往後3年間一邊一起工作，一邊接受林老師親切細心的指導。

之後我參加了骨科復健研究會（現在的骨科復健學會），顧問加藤醫師教我，身為治療師如何改善關節可動範圍、提高肌力、讓患者獲得平衡的感覺。如果改善攣縮等引起的可動範圍受限，便容易提升肌力，也容易獲得平衡。考慮到改善攣縮影響關節可動範圍的重要性，在臨床上我也鑽研起如何改善關節可動範圍。

3年後，我又回到最早有緣分的職場。此時面對以前無法治癒的患者，在職場發揮應用這3年來學習到的知識、技術，我終於感覺自己已脫胎換骨。此外，我也努力將累積的病例轉化為學會發表以及論文發表。

接著更進一步，以傳遞思考方式、知識、技術為宗旨，我於2002年成立茨城骨科復健研究會（茨城分部）並開始推廣，直到現在已增加了許多夥伴。

這種環境下，聽到林老師說有執筆本書的機會，想要完成壯志的心情卻也與煩惱責任的沉重彼此交錯逼近，就這麼過了幾年。某天，在林老師與其同學——淺野教授的對話中，出現了兩位「人生中沒有寫書的打算」如此衝擊性的發言。老師似乎理所當然地什麼都會，是我擅自認為老師屬害是理所當然的。不過知道了連這麼屬害的老師也沒有寫書的打算，我便下定決心要完成本書。自此之後，在平等賦予每個人的時間裡，執行每天業務之餘，我從睡眠、休假想盡辦法擠出時間，執筆奮戰中經歷過許多執筆孤獨感、花好幾天才寫個幾行或幾頁，沒什麼進展等情況。曾聽說過即使從現在開始動筆也要花1年，而轉眼間就過了1年，到我真正著手已過了整整2年。不過林老師說「可以跟監修的我一起完成喔」，能跟林老師一邊討論一邊動筆啊，如果不這樣就永遠不會前進，跟沒動工一樣。懷抱著各種心情，總算沒有放棄，走到本書完成的這一天。

本書是繼赤羽根良和物理治療師執筆的《肩關節攣縮的評估與運動治療》、熊谷匡晃物理治療師執筆的《髖關節攣縮的評估與運動治療》之後的系列書籍，與此同時，作為臨床實踐書籍也著重於「容易理解」、「說明具體」，統整了功能性解剖、屈曲限制、伸展限制三大重心。

分別掌握引起膝關節攣縮的軟組織——皮膚、皮下組織、肌肉、韌帶、關節囊進行評估，列舉出腫脹浮腫管理、疼痛的考量、可動範圍的優先順序、強化肌肉收縮、強化肌力的方法、關節可動範圍受限的病況，同時也記載了具體的運動治療法。治療攣縮沒那麼簡單，不過至少能期待有助於改善情況。不僅如此，盡早將本書內容運用在治療上，應該能作為預防醫療減少攣縮，幫助病情進展。如果能以本書為契機，讓患者「不會疼痛，迅速恢復」，沒有比這更令人開心的了。

最後請讓我介紹以往在骨科復健學會培育出這些知識、技術的代表：恩師林典雄老師、顧問加藤明教授、淺野昭裕教授、鵜飼建志準教授、岸田敏嗣物理治療師、山本昌樹物理治療師，還有以松本正知物理治療師為首的諸位理事、骨科復健學會及各分部的各位、全心全力經營茨城骨科復健研究會的豐田和典技師部長、村野勇物理治療師、各位工作人員、土浦協同醫院復健科的岡田恆夫醫師、各位職員、所有照顧過我的相關人員、患者、全心製作本書的股份有限公司運動與醫學出版社園部俊晴社長、各位職員、協助照相攝影的土浦協同醫院蛇原文吾物理治療師、川上裕貴物理治療師，在此向各位深深致上謝意。

還有總是理解我笨拙之處與工作的重要性，以家族的目標協助我跨越重重難關、鼓勵我、在背後推動我，我最喜歡也是最重要的存在——我的妻子直美與兒子一優，我打從心底感謝你們。

綜合醫院 土浦協同醫院　橋本貴幸

本書特色與使用方法

■ 關於圖中箭頭

本書圖中箭頭的顏色代表以下意思：

治療師的誘導方向………藍色箭頭 ➡

自主運動的方向…………綠色箭頭 ➡

運動或狀態的方向………白色箭頭 ⇨

拉伸方向…………………紅色箭頭 ➡

標示重點…………………黑色箭頭 ➡

■ 關於空白欄位

本書正文的兩側留有空白欄位，讀者可在此做筆記或貼標籤等等，交由各位讀者發揮利用。此外，正文中若有需要說明的用詞，也會在此處淺顯易懂地解說。

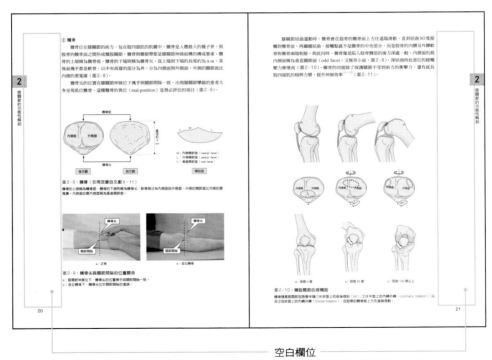

空白欄位
讀者可在此筆記、貼標籤等等，盡情發揮利用。

目次

膝關節攣縮的評估與運動治療

第 1 章
關節攣縮的基礎知識

第1章　關節攣縮的基礎知識

1.所謂攣縮

　　攣縮是醫學用詞，指稱關節可動範圍被動受到限制的狀態，不過這個詞並沒有顯示出作為治療對象的組織。攣縮的病況分為兩種：第1種是伴隨靜止不動產生的組織變性，第2種是伴隨損傷組織修復過程產生的組織間沾黏。有報告指出其原因在於皮膚、肌肉、韌帶、肌腱、關節囊、脂肪墊等軟組織的問題[1]。

　　此外，攣縮也分為先天性與後天性的[2]。先天的有先天性多發性關節攣縮症及先天性內翻足等等，而後天的則有燒燙傷、創傷傷口引起的皮膚性攣縮，或發炎、外傷、長期固定等因素引起的肌肉性攣縮及關節性攣縮等等，本書將針對後天性的關節攣縮進行說明。

　　應該伸展的組織無法伸展的「伸展障礙」，以及伴隨運動組織間滑動受限的「滑動障礙」，便能說明大部分膝關節攣縮的情況[1]，前者代表性的例子有股四頭肌本身引起的伸展障礙，而後者則有髕上囊沾黏為例（圖1-1）。

　　所謂屈曲攣縮，指的是保有屈曲可動範圍，但伸展可動範圍受限；而伸展攣縮則是指保有伸展可動範圍，但屈曲可動範圍受限的狀態。屈曲可動範圍受限、伸展可動範圍受限的寫法，較能從字面理解受限的方向，所以本書會採用這些詞彙。

2.根據病變部位分類

1）皮膚性攣縮

　　皮膚性攣縮是皮膚與皮下組織的延展性低下所引起的攣縮。皮膚與皮下組織主要是由結締組織的膠原蛋白纖維所組成，本身富含延展性。而這些組織容易受到靜止不動的影響，一旦結締組織產生器質性的變化，便會使延展性明顯低下，據說連關節可動範圍也會受到強烈波及[2~4]。

　　臨床上，外傷、壓輾傷、發炎、血液循環不良、神經障礙、手術後、衍生的疼痛或浮腫相關因素都會是其原因。若合併皮膚疤痕化或化膿性感染，則很有可能形成疤痕硬化的攣縮。

　　縫合傷口或手術部位時，會拉近皮膚及皮下組織縫合，因此造成延展性低下（圖1-2）。接著，手術傷口附近的腫脹、浮腫不僅會增加皮膚的張力，也是降低皮膚與皮下組織之間滑動性，造成皮膚性攣縮的原因[2~4]。

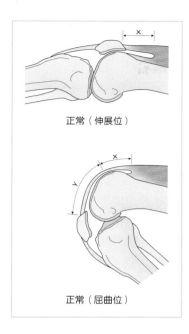

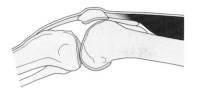

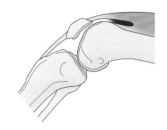

正常（伸展位）　　　　a：障礙示意圖（肌肉的伸展障礙）

正常（屈曲位）　　　　b：障礙示意圖（髕上囊的滑動障礙）

圖 1－1：伸展障礙與滑動障礙

a：圖為股四頭肌正常長度，可見到伴隨屈曲拉伸了 y 的長度。肌肉的伸展障礙是肌肉本身縮短而引起的屈曲限制。

b：髕上囊正常伸展時會變成兩層膜，近端袋狀形態的長度為 x，可見到伴隨屈曲拉伸到 y 的長度變成 1 層膜。滑動障礙是髕上囊沾黏而引起的屈曲限制。

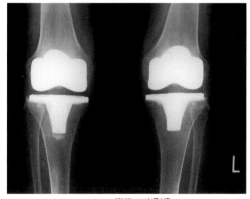

a：TKA 術後 X 光影像

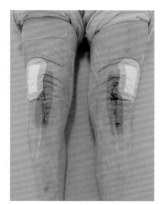

b：TKA 術後伸展位

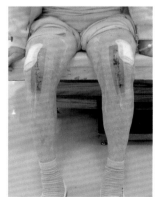

c：TKA 術後屈曲位

圖 1－2：全膝關節置換術（TKA）術後的手術部位

a 是兩側 TKA 術後的 X 光影像，b 是膝關節伸展時的手術部位，c 是膝關節屈曲時的手術部位。皮膚及皮下組織在膝關節屈曲時的延展性低下。

臨床上經常可觀察到髕骨骨折接骨術後創傷部位，或全膝關節置換術（Total Knee Arthroplasty，TKA）術後創傷部位的疤痕化。此外，如果伸展撕裂的應力作用過度，會促使蟹足腫形成，讓手術傷口變紅變腫（圖1-3）。這種情況幾乎都是因為治療師沒有考慮到皮膚而產生的，維持漂亮的手術傷口對獲得可動範圍而言也是非常重要的。

圖1-3a是TKA術後的創傷部位，沒有皮膚性攣縮，很漂亮。圖1-3b是髕骨骨折接骨術後的創傷部位，可見到蟹足腫增生，變得又紅又粗。

2）肌肉性攣縮

肌肉性攣縮的原因有：肌纖維本身的延展性低下，以及筋膜的延展性低下。筋膜大致是由結締組織的主成分膠原蛋白纖維所構成，相對於組織的長軸方向，膠原蛋白纖維的走向各式各樣，因此筋膜本來就富有延展性。換句話說，這些組織容易受到靜止不動的影響，一旦結締組織產生器質性的變化，便會使延展性明顯低下，據說連關節可動範圍也會受到強烈波及[2~4]。

臨床上經常見到的肌肉性攣縮病況有兩種：其一是壓輾後產生的疤痕化，或在周圍組織之間產生的沾黏，以膝關節來說，股骨骨折後發生的股中間肌疤痕化，與骨折部位周圍的沾黏尤其可為此範例。此外股骨骨髓炎患者也經常發生股四頭肌的沾黏。其二是長時間用石膏固定後所產生的攣縮，這是伴隨緻密結締組織（dense connective tissue）增加的肌肉性攣縮[2~5]（圖1-4）。

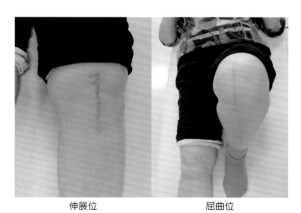
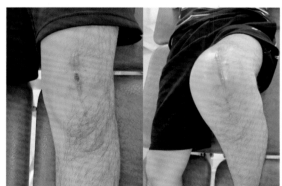

伸展位　　　　　　　屈曲位　　　　　　　　　　伸展位　　　　　　　屈曲位

a：TKA 後的創傷部位　　　　　　　　　　b：髕骨骨折接骨術後的創傷部位

圖1-3：皮膚性攣縮

a：圖為TKA術後的創傷部位，沒有產生皮膚性攣縮，很漂亮。
b：圖為髕骨骨折接骨術後的創傷部位，已形成蟹足腫，變得又紅又粗。

3）韌帶性攣縮

　　韌帶性攣縮是韌帶延展性低下，或韌帶與周圍組織沾黏所引起的攣縮。韌帶是緻密結締組織的集合體，原本就缺乏在組織長軸方向的伸展性。最好從韌帶是鬆弛或緊繃來思考，如果在平常運動的早期產生韌帶緊繃，會限制可動範圍。

　　起因為韌帶的可動範圍受限實際上是以沾黏為主體。韌帶與骨頭之間沾黏限制了運動，或者韌帶在鬆弛的狀態下與相鄰的韌帶之間產生沾黏，結果會造成運動所需的長度不足，使得可動範圍受限[2～4]（圖1-5）。

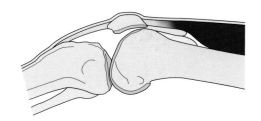

a：伸展障礙

問題出在肌肉本身的肌肉伸展障礙。

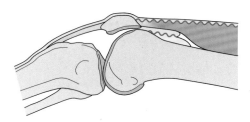

b：滑動障礙

肌肉與周圍組織之間產生沾黏，造成滑動障礙，因此限制了可動範圍。

圖1-4：肌肉性攣縮（引用改變自文獻1）

a：問題出在肌肉本身的肌肉伸展障礙。
b：肌肉與周圍組織之間產生沾黏的滑動障礙。
兩者都屬於肌肉性攣縮，會限制可動範圍。

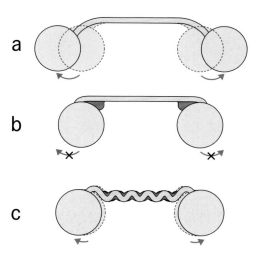

圖1-5：韌帶性攣縮

a：正常韌帶的示意圖。一般而言，骨頭與骨頭之間有容許的可動性，一旦到達限制過度活動的角度，韌帶會緊繃，因此骨頭與韌帶的著骨點之間有可動性及滑動性。
b：骨頭與韌帶之間沾黏的示意圖，骨頭無法拉開與韌帶之間的距離，因此活動受到限制。
c：韌帶鬆弛的狀態下在韌帶之間產生沾黏，使得長度不足的示意圖，這種情況下活動也會受到限制。

此外，股骨內髁與內側副韌帶（MCL）接觸的部位，會隨著屈曲角度適度變化。如果在某個角度產生韌帶與骨頭之間的沾黏，沾黏角度內的內側副韌帶會被固定住，股骨與韌帶之間的相互移動消失，就會使可動範圍受限（圖1-6）。

臨床上，會因為鬆弛姿勢下的靜養或不動，使得髕韌帶、內側及外側副韌帶、關節囊內韌帶（前十字韌帶〔ACL〕、後十字韌帶〔PCL〕），以及其他膝關節周圍的韌帶產生韌帶性攣縮[2~4]。

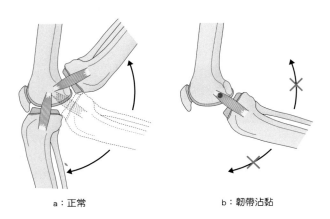

a：正常　　　　　　　　　　　　　b：韌帶沾黏

圖1-6：韌帶性攣縮（內側副韌帶）

a：圖為正常內側副韌帶的示意圖。隨著可動範圍的角度變化，股骨內髁處的內側副韌帶接觸部位也會跟著改變。

b：股骨與內側副韌帶之間的滑動受到妨礙，產生伸展及屈曲可動範圍的限制。

4）肌腱性攣縮

肌腱性攣縮是肌腱與附著於其上的周圍組織之間產生沾黏為主體的攣縮。肌腱是緻密結締組織的集合體，具有極度強大的抗拉強度。因此即使肌腱本身產生劇烈的器質性變化，使其延展性低下，也能想見對關節可動範圍沒什麼影響[2~4]，由此可知肌腱性攣縮在臨床上造成的問題，大多是因為滑動障礙的緣故。

舉例來說，一旦股四頭肌肌腱、股薄肌肌腱、半腱肌肌腱、膕肌肌腱、髕支持帶等與周圍組織沾黏，肌腱的滑動性低下，便會產生肌腱性攣縮[2~4]。此外臨床上經常可見到TKA術後，內側髕支持帶與股骨沾黏的病例，由於支持帶滑動性低下，髕骨往遠端方向的滑動或冠狀面上的外轉（frontal rotation）受限，便產生了屈曲限制（圖1-7）。

4.攣縮與運動治療的注意之處

　　攣縮的限制因素經過時間越長，增加的數量越多，其程度也越強。要改善重症化的攣縮，直到獲得正常的可動範圍，也大多需要好幾個月以上。限制因素絕對不會只有1個，而是複數個因素累加在一起。

　　運動治療除了反覆的肌肉收縮與伸展、從表層組織施作到深層組織、結合針對組織的長軸方向與橫剖面方向進行施作，還要考量深度、從容易硬化的組織開始施作（皮下組織、脂肪墊等）、對骨折處周圍肌肉施作等等，有必要配合患者在腦中想好複數個方法。以改善深屈曲可動範圍為例，治療時間大多以月為單位，因此可預測到，與終末可動範圍相關的軟組織全都是僵硬的。

　　治療時為了在終末可動範圍重現正常的運動學，針對各限制因素施行能均衡引導出「延展性、滑動性」的運動治療法很重要。此外，評估延展性與滑動性時，很難將其表現數值化，要以與健側做比較的結果為基準，進行介入。

　　運動治療中經常遇到已改善的可動範圍到了隔天就回到原狀的復發現象。運動治療本身是在微觀階層一邊對組織施加破壞或損傷，一邊進行改善的方法，因此一旦預期同時組織修復，就無法完全消除復發現象。比方說即使隔天可動範圍就回到原狀，這次的經驗與1週前或前天相比，應該能見到像是達成改善角度的治療時間縮短，或者疼痛減輕了等等各種改善。不施加過度負荷、確認隔天狀態的同時，也必須要有耐心地持續下去。不讓已改善的可動範圍回到原狀所下的功夫之一，是訂定計畫讓運動治療後重新獲得的可動範圍，或變得容易活動的肌肉能在自主訓練中使用，這很重要。以門診患者來說，上午施行運動治療，增加在午後生活中使用的機會之類的考量也很有效果，視職場或患者方便而定。有時候下功夫讓患者穿戴夜間輔具等，在疼痛可接受的程度下維持獲得的可動範圍，也有其效果。

　　此外，因骨折施行接骨術的患者，根據其內固定器材的強度及特性，利用自身重量訓練跪坐時，插入的固定器材或螺釘有破損等危險，因此有必要與外科醫生討論運動治療的方法。

【參考文獻】

1) 林典雄:運動療法のための運動器超音波機能解剖 拘縮治療との接点 第1版.文光堂. 2015, pp2-6, pp115-142.

2) 沖田実・他:関節可動域制限とは.関節可動域制限－病態の理解と治療の考え方. 沖田実(編).第1版.三輪書店.2008, pp2-17.

3) 腰野富久:膝診療マニュアル 第5版.医歯薬出版株式会社.2001, pp37-38.

4) 松本秀男・他:関節拘縮マニュアル.関節拘縮の病態と運動療法.蟹江良一(編). MB Orthop 15(10):1-5, 2002.

5) 石井光昭:関節拘縮.理学療法ハンドブック.改定第3版.第1巻.理学療法の基礎. 細田多穂・柳沢健(編).協同医書出版社.2002, pp333-349.

6) 林典雄:運動療法のための機能解剖学的触診技術 下肢・体幹.第2版.メジカル ビュー社.2012, pp198-204.

7) 大田仁史:新装版 骨・関節X線像の読み方.医歯薬出版株式会社.2002, pp78-81.

8) I. A. Kapandji:The Physiology of the joints. E&S Livingstone, 1970.

9) Burgaard P, et al:Rupture of the knee capsule from articular hyperpressure;experiments in cadaver knees. Acta orthop Scand 59:692-694, 1988.

10) 井原秀俊・他:関節水症は大腿四頭筋活動を抑制する.老いを内包する膝～早期診 断と早期治療～.井原秀俊(編).第1版.全国病院出版社.2010, pp19-26.

第 2 章
膝關節的功能性解剖

第2章　膝關節的功能性解剖

1.膝關節可動範圍

正常的膝關節在不疼痛的條件下，是具有支撐性及可動性的。膝關節最大的可動範圍是屈曲，而在日本人的生活中，「無法跪坐」、「膝蓋無法彎曲」是重大問題。此外，站立、步行是人類生存的必要動作，同時也需要能不疲倦地長時間持續下去。而與支撐性關係密切的功能方面，伸展可動範圍（膝蓋完全伸展）則很重要。

正常可動範圍有個體差異，日常生活中為了不造成問題需要一定的大小。評估膝關節攣縮時，與健側做比較是基本，最好總是以左右差距為基準進行治療。

膝關節的運動是以屈曲及伸展為中心。自主運動與被動運動兩者不同，被動運動的可動範圍較大。此外膝關節屈曲位下會大幅增加小腿的自由度，因此只有在膝關節屈曲位能測量小腿的內轉、外轉可動範圍。另一方面，膝關節的結構會使得伸展位下的側邊運動、旋轉運動極度受到限制[1~3]。

1）屈曲可動範圍

人類的自主屈曲可動範圍強烈受到髖關節姿勢的影響。髖關節伸展位下的膝關節屈曲會受到雙關節的股直肌影響，大約停在120度。另一方面，髖關節屈曲位下則約是140度，可動範圍擴大了。而被動或負擔自身重量時，屈曲可動範圍又變得更大，約160度。此外，所謂「深屈曲」的角度，則由日本人工關節學會定義為屈曲130度以上[4]（圖2-1）。

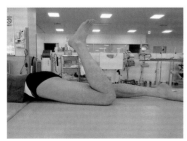

a：髖關節伸展位下的膝關節自主屈曲

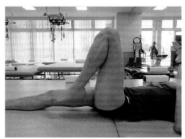

b：髖關節屈曲位下的膝關節自主屈曲

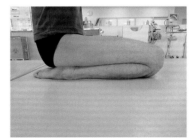

c：被動（負擔自身重量）下的膝關節屈曲

圖2-1：屈曲可動範圍

a：圖為髖關節伸展位下的膝關節自主屈曲。由於髖關節伸展位下股直肌被拉伸，所以屈曲可動範圍約為120度。
b：圖為髖關節屈曲位下的膝關節自主屈曲。由於髖關節屈曲位下股直肌鬆弛，所以屈曲可動範圍約為140度。
c：圖為被動（負擔自身重量）下的膝關節屈曲，屈曲可動範圍約為160度。

2）伸展可動範圍

一般伸展可動範圍0度是正常的，不過也偶爾會見到過度伸展10度左右的患者。由於肌肉發展狀況等等因素，也有人無法伸展到0度，個體差異滿明顯的。此外一般來說，包含過度伸展在內的伸展可動範圍是女性比男性來得大，隨著年紀增加，伸展可動範圍則會減少。

3）小腿旋轉可動範圍

小腿的旋轉可動範圍分為內轉與外轉，是只有在膝關節屈曲位能活動的範圍。內轉是腳尖朝內側，外轉是腳尖朝外側的動作，基本上是以被動狀態測量。膝關節90度屈曲位下的旋轉可動範圍是內轉10度、外轉30～40度。膝關節伸展位會提高內側副韌帶、外側副韌帶及十字韌帶的張力，被動旋轉可動範圍因此消失[5、6]。

4）日常生活活動與膝關節可動範圍

認識日常生活活動（ADL）基本項目與需要的膝關節可動範圍，是臨床上很有用的知識。各項目需要的膝關節可動範圍為：站立、步行0～70度；坐姿90度；起立120度；蹲下、蹲踞130～160度；跪坐155～160度[2、3]。

5）上下樓梯所需的膝關節可動範圍

上樓梯所需的屈曲可動範圍為：高低差15cm時約55度；差25cm時約85度；差35cm時約105度；差45cm時約125度（圖2-2）。

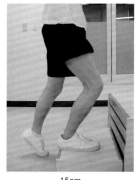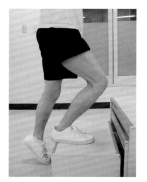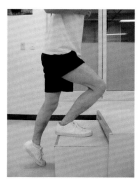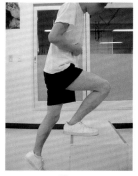

| 15cm | 25cm | 35cm | 45cm |
| 屈曲約55度 | 屈曲約85度 | 屈曲約105度 | 屈曲約125度 |

圖2-2：上樓梯所需的屈曲可動範圍

上樓梯所需的屈曲可動範圍為：高低差15cm時約55度；差25cm時約85度；差35cm時約105度；差45cm時約125度。

另一方面，下樓梯所需的屈曲可動範圍為：高低差15 cm時約80度；差25 cm時約105度；差35 cm時約135度；差45 cm時約145度（圖2-3）。

由此可知，即使同樣的高低差，上樓梯與下樓梯時膝關節需要的可動範圍也不同，尤其下樓梯時需要較大的可動範圍。臨床上，偶爾能見到主訴下樓梯動作不流暢的患者，想要改善此功能，一般來說股四頭肌的離心收縮機能很重要。然而在此之前，重要的是評估該患者是否本來就具備下樓梯時需要的可動範圍。

以正常人來說，會感受到上樓梯時對膝蓋的負擔較大。不過許多患者抱怨下樓梯時會疼痛或不安，知道原因在於下樓梯時膝關節需要的可動範圍較大，有時也會成為治療上的提示。比方說問診的過程中，如果患者說「下樓梯時會疼痛」，確認實際高低差有多少的同時，也考量在該角度需要的屈曲角與施加負荷的狀況下疼痛是如何產生的，便可逐漸進展到治療。

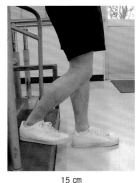 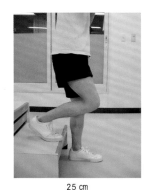 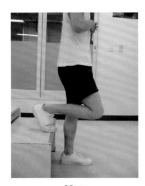 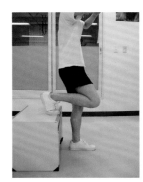

| 15 cm 屈曲約80度 | 25 cm 屈曲約105度 | 35 cm 屈曲約135度 | 45 cm 屈曲約145度 |

圖2-3：下樓梯所需的屈曲可動範圍

下樓梯所需的屈曲可動範圍為：高低差15 cm時約80度；差25 cm時約105度；差35 cm時約135度；差45 cm時約145度。

2.關節構造

1）膝關節的特徵

　　膝關節連結著大腿與小腿，由股骨、髕骨、脛骨3塊骨頭所構成。此外，膝關節還分為在股骨與脛骨之間構成的股脛關節，以及在髕骨與股骨之間構成的髕股關節[7]（圖2-4）。而股脛關節又可分為內側腔室與外側腔室。

　　膝關節在解剖學上分類為屈戌關節，但實際上將膝關節視為能屈曲、伸展再伴隨些許旋轉運動的樞軸屈戌關節（Trochoginglymus）變形版之一[8]，較符合其功能。此形態雖然在矢狀面上的重心控制優越，但不適合冠狀面上的重心控制，所以必然會強烈受到髖關節及足部機能的影響[9]。此外，膝關節是負重關節，除了靈活的可動性之外，還需要支撐性，由此可知，膝關節周圍存在著強韌的韌帶構造，以及股四頭肌為首的強大肌群[10]。

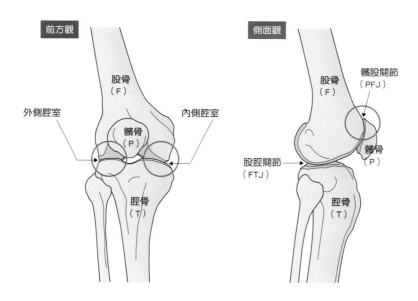

圖2-4：膝關節

膝關節分為在股骨與脛骨之間的股脛關節，以及在髕骨與股骨之間的髕股關節。

2）骨頭構造

① 股骨遠端部位

　　股骨遠端部位有兩個又圓又大的突起物，在內側的稱為內髁，外側的稱為外髁，與脛骨髁部形成股脛關節。股骨的內髁與外髁在前後方向是長橢圓形，膝關節伸展位時，股骨髁部與脛骨髁部大範圍相合，提升了穩定性。另一方面，膝關節屈曲位時兩者的接觸面積減少，增加了在軟骨上的局部應力（圖2-5）。

　　膝關節的屈伸軸是股骨內髁與外髁中心的連結線，以內上髁與外上髁作為基準。仔細觀察股骨髁部，能發現股骨的內髁比外髁大了一圈，這也代表即使內上髁與外上髁位在同一個冠狀面，也不會位在同樣的水平面上。放在脛骨關節面上的股骨內髁與外髁下端，是位在同一水平面上，由此可知，連結內上髁與外上髁的屈伸軸從外上髁來看，會往內上方及後方傾斜。以此軸線為中心活動脛骨，便能理解伴隨屈曲，脛骨會相對股骨呈現內轉位（圖2-6）。

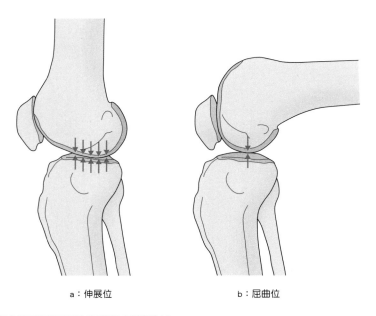

a：伸展位　　　　　　　　　　　　　b：屈曲位

圖2-5：股骨髁部與脛骨髁部的局部應力

a：膝關節伸展位時，股骨髁部與脛骨髁部大範圍相合，很穩定。
b：膝關節屈曲位時，兩者的接觸面積減少，增加了在軟骨上的局部應力。

股骨內上髁處除了有內側副韌帶的起端，還有腓腸肌內側頭的起端（圖2-7a）。再者，股骨外上髁處有外側副韌帶的起端，同時也有腓腸肌外側頭、膕肌的起端（圖2-7b）。內收肌結節是在股骨內上髁上方、粗線內側唇下面的骨頭突起，內收大肌的腱性部分止於此處（圖2-7a）。

股骨遠端部位前方有與髕骨形成關節的軟骨，也就是髕骨面。髕骨面的中央是凹下去的，這部分稱為髁間溝。髁間溝越近端越淺，越遠端越深，用來表示其深淺程度的指標是髁間溝角（sulcus angle），角度越大者溝越淺，角度越小者溝越深[11、12]。

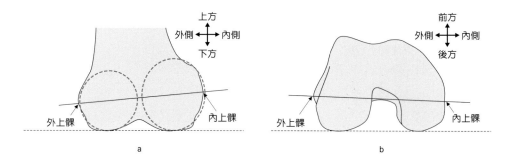

圖2-6：膝關節的屈伸軸（引用改變自文獻11）
膝關節的屈伸軸從外上髁往內上方及後方傾斜。

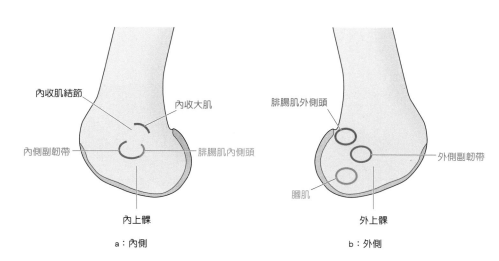

a：內側

b：外側

圖2-7：股骨內上髁與外上髁的韌帶及肌肉著骨點
a：股骨內上髁處有內側副韌帶、腓腸肌內側頭的起端。內收肌結節處是內收大肌的腱性部分止於此處。
b：股骨外上髁處有外側副韌帶、腓腸肌外側頭、膕肌的起端。

② 髕骨

　　髕骨位在膝關節的前方，包在股四頭肌的肌腱中。髕骨是人體最大的種子骨，與股骨的髕骨面之間形成髕股關節。髕骨與髕韌帶都是膝關節伸展結構的構成要素。髕骨的上端稱為髕骨底，髕骨的下端則稱為髕骨尖，從上端到下端的長度約為 4 cm。其後面幾乎都是軟骨，以中央高聳的部分為界，分為內側面與外側面，外側的關節面比內側的要寬廣（圖2-8）。

　　髕骨尖的位置在膝關節伸展位下幾乎與關節間隙一致。出現膝關節攣縮的患者大多呈現低位髕骨，這種髕骨的異位（mal-position）是務必評估的項目（圖2-9）。

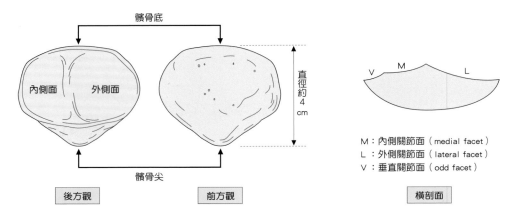

圖2-8：髕骨（引用改變自文獻3、11）

髕骨的上端稱為髕骨底，髕骨的下端則稱為髕骨尖，軟骨側分為內側面與外側面，外側的關節面比內側的要寬廣。內側面的最內側面稱為垂直關節面。

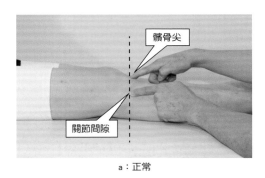

a：正常

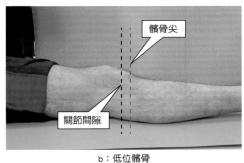

b：低位髕骨

圖2-9：髕骨尖與關節間隙的位置關係

a：膝關節伸展位下，髕骨尖的位置幾乎與關節間隙一致。
b：低位髕骨下，髕骨尖位於關節間隙的遠端。

膝關節屈曲運動時，髕骨會在股骨的髕骨面上方往遠端滑動，直到屈曲90度接觸到髕骨面。再繼續屈曲，接觸點就不是髕骨的中央部分，而是股骨的內髁及外髁軟骨與髕骨兩端相接。與此同時，髕骨像是陷入股骨髁部的後方深處一般。內側面的最內側面稱為垂直關節面（odd facet，又稱奇小面，圖2-8），深屈曲時此部位的接觸壓力會增高（圖2-10）。髕骨的功能除了保護關節不受到前方的衝擊力，還有延長股四頭肌的槓桿力臂，提升伸展效率[11、12]（圖2-11）。

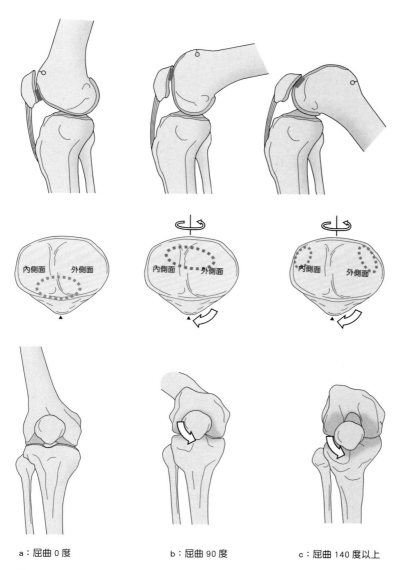

a：屈曲 0 度　　　　b：屈曲 90 度　　　　c：屈曲 140 度以上

圖2-10：髕股關節的接觸面

髕骨隨著膝關節屈曲會伴隨①矢狀面上的前後傾斜（tilt）；②水平面上的內轉外轉（coronary rotation），以及③冠狀面上的內轉外轉（frontal rotation），在股骨的髕骨面上方往遠端滑動。

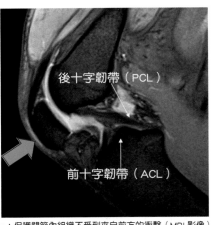

後十字韌帶（PCL）

前十字韌帶（ACL）

a：保護關節內組織不受到來自前方的衝擊（MRI 影像）

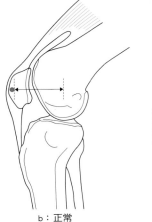

b：正常

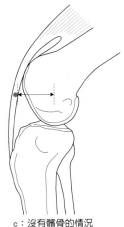

c：沒有髕骨的情況

圖2-11：髕骨的功能（引用改變自文獻2）

a：髕骨會保護關節不受到來自前方的衝擊。
b：讓股四頭肌的伸展力更有效率。
c：無法讓股四頭肌的伸展力更有效率。

③ 脛骨近端部位

　　脛骨的近端分為內髁、外髁，其上面與股骨髁部之間形成關節。股脛關節之間有半月板，可提高關節的相合度。脛骨髁部的內側關節面與外側關節面形狀不同，內側關節面的中央凹陷成凹面，外側關節面則是平坦朝後方逐漸往下傾斜（圖2-12）。如果股骨髁部在此處往後方轉動，主要是在孔穴狀凹窪的內側關節面上滑動，股骨內髁的往後移動會變小（圖2-13）。

內側關節面
中央凹陷

外側關節面平坦

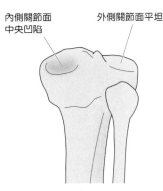

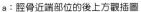

a：脛骨近端部位的後上方觀插圖

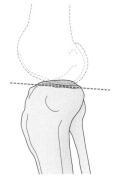

b：脛骨近端部位的內側觀插圖

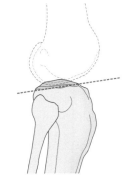

c：脛骨近端部位的外側觀插圖

圖2-12：脛骨近端部位關節面（引用改變自文獻11）

a：脛骨髁部的內側關節面中央凹陷，外側的則是平坦。
b：內髁傾斜少。
c：外髁的往後傾斜比內髁多。

另一方面，在平坦且往後下方傾斜的外側，進行的主要是滾動運動，股骨外髁往後的移動比內側還要大（圖2-13）。

　　脛骨粗隆是在脛骨近端前面，上有髕韌帶附著。從脛骨粗隆往近端外側斜向延伸的近端處，有傑迪氏（Gerdy）結節，髂脛束附著於此處。脛骨粗隆內側則有鵝足肌群附著（圖2-14）。

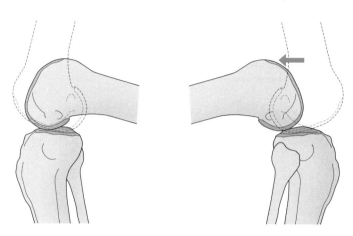

a：在內側關節面主要是滑動運動，
股骨內髁往後的移動少。

b：在外側關節面主要是滾動運動，
股骨外髁往後的移動多。

圖2-13：脛骨近端處關節面形狀不同所產生的股骨運動差異（引用改變自文獻11）

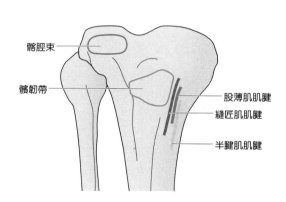

髂脛束

髕韌帶

股薄肌肌腱

縫匠肌肌腱

半腱肌肌腱

圖2-14：脛骨粗隆周圍的解剖（引用改變自文獻11）
脛骨粗隆有髕韌帶附著，傑迪氏結節有髂脛束附著，脛骨粗隆內側則有鵝足肌群附著。

脛骨上面的前髁間區是前十字韌帶的著骨點，而從脛骨後髁間區的上面延伸到後面，則是後十字韌帶的著骨點[11、12]（圖2-15）。

④腓骨頭

腓骨頭比脛骨關節面低，位在外髁的後下方，構成近端脛腓關節面。腓骨頭沒有與股骨形成關節，所以在負重機能方面並非直接的構成要素。然而腓骨頭的外側面有股二頭肌、外側副韌帶、部分膕肌肌腱附著，因而可透過限制可動性及內翻影響到膝關節功能[11、12]（圖2-16）。

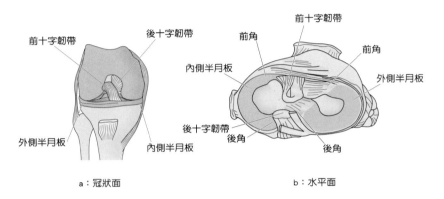

a：冠狀面　　　　　　　　b：水平面

圖2-15：前十字韌帶與後十字韌帶的著骨點
a：前十字韌帶附著在脛骨上面的前髁間區。
b：後十字韌帶則附著在脛骨後髁間區的上面延伸到後面。

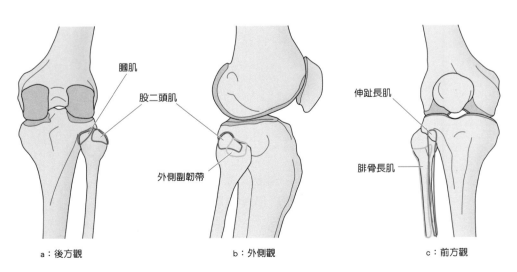

a：後方觀　　　　　b：外側觀　　　　　c：前方觀

圖2-16：腓骨頭的位置（引用改變自文獻11）
a、b：腓骨頭的外側面有股二頭肌、外側副韌帶附著。
c：前面有腓骨長肌與伸趾長肌，後面有部分比目魚肌、部分膕肌肌腱附著。

3.運動學、生物力學

1）滾動運動與滑動運動

　　股骨髁部為了在脛骨關節面上有效率地屈曲，必須靈巧地結合滾動運動與滑動運動。

　　比方說假設膝關節屈曲運動時，股骨髁部只有進行滾動運動，股骨髁部會從脛骨關節面滑落。相反的，如果屈曲運動時只有滑動運動，股骨髁部上側後面會撞到脛骨關節面後側，限制屈曲[2、13]（圖2-17a、b）。

　　正常的膝關節中，會因為滾動運動（rolling movement）使得接觸點往後移動（roll-back），之後再慢慢增加滑動運動（gliding movement）的比例，到最後只剩下滑動運動結束屈曲[2、7、13]（圖2-17c）。

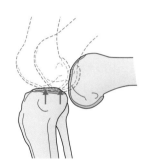
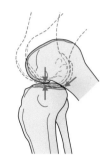

a：只有滾動運動的情況　　　　b：只有滑動運動的情況

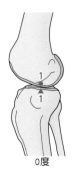
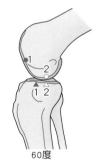
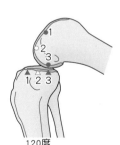

0度　　　　　　60度　　　　　　120度

c：正常膝關節的情況

圖2-17：滾動運動與滑動運動（引用改變自文獻7）

a：如果膝關節屈曲運動時只有滾動運動，股骨髁部會隨著屈曲滑落。
b：如果膝關節屈曲運動時只有滑動運動，股骨髁部上側後面會撞到脛骨關節面後側，限制屈曲。
c：圖為正常的膝關節運動，髁部「滾動」讓接觸點往後移動，「滑動」則能使膝關節成深屈曲位。

2）旋扭動作

所謂旋扭動作（screw home movement），指的是膝關節屈曲、伸展運動中非自主的小腿自動旋轉運動。小腿會隨著膝關節屈曲而內轉，伸展時則會外轉，理由在於：①因為股骨內髁與外髁形狀不同，屈伸軸傾斜；②脛骨關節面的形狀內凹外平，股骨內髁往後滾動（roll-back）的距離比外髁短；③膝關節屈曲運動時外側副韌帶鬆弛，而內側副韌帶相對較緊繃，因而提升了內髁的滑動運動比例這幾點[13~15]（圖2-18）。

用MRI探討往後滾動距離的報告中，股骨內髁從完全伸展位（－5度）到90度屈曲位為止，幾乎只往後移動了2.2mm。而股骨外髁到120度屈曲為止，則大大地往後移動21.1mm，產生了約20度的股骨外轉，這個現象反過來說，也就代表脛骨進行了內轉運動[16~18]。

3）深屈曲時的運動學

① 股脛關節的運動學

膝關節自主屈曲的最大角度是130~140度，再往上的可動範圍要藉由施加外力及自身重量才能達到。膝關節屈曲到深屈曲時，內髁與外髁在股骨的脛骨關節面上往後移動的距離差很大。股骨外髁產生明顯的往後移動，與脛骨之間幾乎處於半脫位的狀態。也就是說從整體來看，深屈曲的關鍵在於以內側關節面為中心的脛骨內轉（medial pivot movement）[16~20]（圖2-19）。

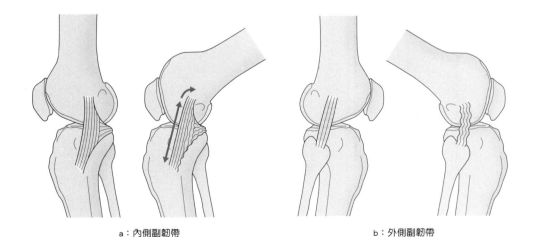

a：內側副韌帶　　　　　　　　　　　　　　　　　b：外側副韌帶

圖2-18：側副韌帶的張力與旋扭動作的關係

a：內側副韌帶的前方會隨著屈曲被捲起，維持一定張力，因而提高滑動運動的比例。
b：外側副韌帶會隨著屈曲失去制動效果，因此提高滾動運動的比例。

4. 下肢的排列

1）股骨脛骨角

　　膝關節伸展位時從正面來看，股骨長軸與脛骨長軸之間形成的角度稱為股骨脛骨角（Femorotibial angle，FTA）。正常的FTA為170～175度，呈輕度外翻[7、11]（圖2-25）。

2）下肢功能軸

　　連結股骨頭中心與踝關節中心的下肢功能軸（Mikulicz line，米古力茲氏線）代表站位時的負重線。正常情況下幾乎通過膝關節中央，內翻膝的話會通過膝關節的內側，外翻膝的話則會通過膝關節的外側[7、11]（圖2-26）。

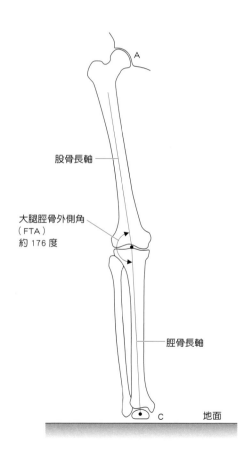

股骨長軸

大腿脛骨外側角
（FTA）
約176度

脛骨長軸

地面

圖2-25：股骨脛骨角（FTA）
（引用改變自文獻7）

從正面來看股骨長軸與脛骨長軸之間形成的角度，正常的FTA為170～175度，呈輕度外翻。

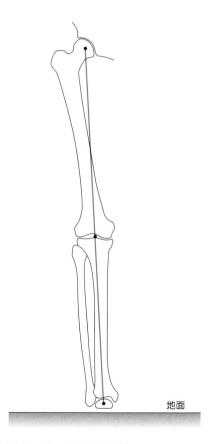

地面

圖2-26：下肢功能軸
（引用改變自文獻22）

連結股骨頭中心與踝關節中心的下肢功能軸代表負重線，正常情況下幾乎通過膝關節中央。

3）Q角度

　　股骨長軸與髕韌帶長軸形成的角度，正常在20度以內，平均為14度[7、11]（圖2-27），這個角度會受到FTA、髕骨位置、膝關節旋轉等的影響。

4）股骨髁間溝角

　　髕骨軸位影像（Merchant view）中，股骨內髁、外髁各自的最頂點（B、C）與髁間溝的最低點（A）的連線所形成的角度稱為股骨髁間溝角（sulcus angle），正常值平均為138度（126～150度）[11]（圖2-28）。據信這個角度越大，髕骨脫臼的風險越高。

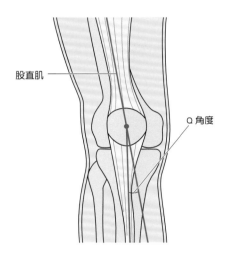

圖2-27：Q角度（引用改變自文獻11、63）
股骨長軸與髕韌帶長軸形成的角度，正常在20度以內，平均為14度。

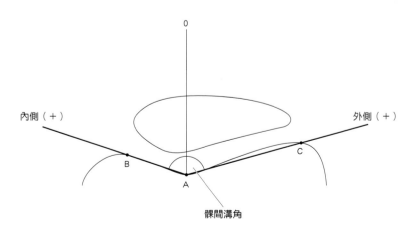

圖2-28：股骨髁間溝角（引用改變自文獻63）
髕骨軸位的X光影像中，股骨內髁、外髁各自的最頂點（B、C）與髁間溝的最低點（A）的連線所形成的角度為股骨髁間溝角，正常值平均為138度（126～150度）。

5.肌肉

1）膝關節伸肌群

　　膝關節伸肌群是由股直肌、股內側肌、股外側肌、股中間肌所構成的股四頭肌，這些肌肉附著在髕骨上，甚至藉由髕骨轉移到髕韌帶，最後止於脛骨粗隆（圖2-29）。

① 股直肌

　　股直肌有肌腱成分起於髂前下棘的淺層纖維，以及含有較多肌纖維成分、起於髖臼上緣與髖關節囊的深層纖維。兩者都藉由髕骨轉變成髕韌帶，最後止於脛骨粗隆。此肌肉是股四頭肌中唯一的雙關節肌，是縱走於大腿中央、寬約4～5 cm的肌肉。淺層與深層的肌纖維排列不同，淺層是羽狀，深層則幾乎與長軸方向一致。從髕骨往近端約6～7 cm處有肌肉肌腱相接部位。股直肌會參與髖關節屈曲及膝關節伸展運動[11]（圖2-30）。

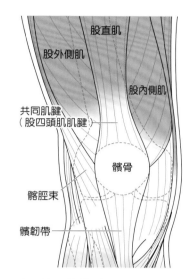

圖2-29：**膝關節伸肌群**

膝關節伸肌群是由股直肌、股內側肌、股外側肌、股中間肌所構成的股四頭肌。

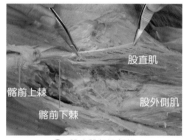

①：股直肌起始部位

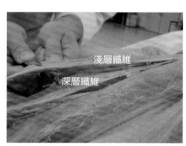

②：股直肌的淺層纖維與深層纖維

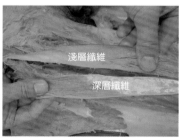

③：淺層纖維是羽狀肌，深層纖維是梭狀肌

圖2-30：**股直肌**　　　　　　　　　　照片由林典雄教授提供

股直肌起於髂前下棘、髖臼上緣與髖關節囊，經過髕骨止於脛骨粗隆，分為起於髂前下棘的淺層纖維，以及起於髖臼上緣與髖關節囊的深層纖維。

② 股內側肌

股內側肌可分為延續到股四頭肌肌腱內側的股內側肌，以及延續到髕骨內側與內側髕支持帶的股內側肌斜走纖維。股內側肌斜走纖維的起端，藉由股內收筋膜位於內收大肌肌腱。此外其深層的滑液囊範圍寬廣，在膝關節屈伸時有減輕摩擦的作用（圖2-31a）。股內側肌的纖維角度從近端往遠端逐漸變成鈍角。有報告指出，與共同肌腱最近端部位會合的股內側肌約為25度，附著在最遠端髕骨上的纖維約為40度[11]（圖2-31b）。股內側肌會將股四頭肌肌腱拉往內側，於膝關節伸展時作用。股內側肌斜走纖維會將髕骨拉往內側，同時也與鵝足肌一起作為小腿外轉方向的穩定肌（stabilizer）。再者，股內側肌在伸展終末範圍也是發揮肌力的重要肌肉。

③ 股外側肌

股外側肌可分為延續到股四頭肌肌腱外側的股外側肌，以及延續到外側髕支持帶的股外側肌斜走纖維。大多數構成股外側肌斜走纖維的肌纖維起於髂脛束後面（圖2-31c）。股外側肌的纖維角度比股內側肌略呈銳角。有報告指出，與股四頭肌肌腱最近端部位會合的股外側肌約為20度，附著在最遠端髕骨上的纖維平均為25～30度[30]（圖2-31b）。股外側肌會將股四頭肌肌腱拉往外側近端，於膝關節伸展時作用。股外側肌斜走纖維會將髕骨拉往外側，同時也與股二頭肌、髂脛束一起作為小腿內轉方向的穩定肌[11]。

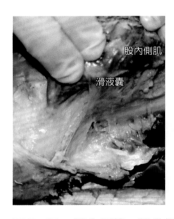
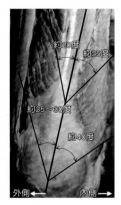
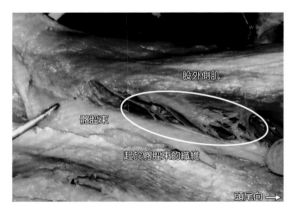

圖2-31：股內側肌、股外側肌　　　　　　　　　　　　　　　　　照片由林典雄教授提供

a：股內側肌斜走纖維深層的滑液囊範圍寬廣，在膝關節屈伸時有減輕摩擦的作用。
b：有報告指出股內側肌的纖維角度，在肌肉肌腱相接部位約為25度，附著在最遠端髕骨上的纖維約為40度。股外側肌的纖維角度，在肌肉肌腱相接部位約為20度，附著在最遠端髕骨上的纖維為25～30度。
c：大多數構成股外側肌斜走纖維的肌纖維起於髂脛束後面。

④ 股中間肌

　　股中間肌是起於股骨前面到股骨遠端外側的大塊肌肉，也是膝關節攣縮中必定治療的對象、重要組織。膝關節屈伸時的股中間肌，會在長軸方向上大距離地沿著股骨移動，與髕上囊之間有無滑動功能，會大大影響可動範圍[11]。

　　股中間肌的深層處有膝關節肌，起於股骨骨幹部位遠端前面，是條沿著股骨長軸逐漸往遠端變寬的三角形肌肉，由3層小小的肌束重疊在一起，止於髕上囊，將髕上囊從上方拉彎。膝關節肌在膝關節伸展時，會與股中間肌協調將髕上囊往上拉，防止夾擠；膝關節屈曲時再隨著髕上囊往遠端滑動，一起被拉向遠端[2、11、31、32]（圖2-32）

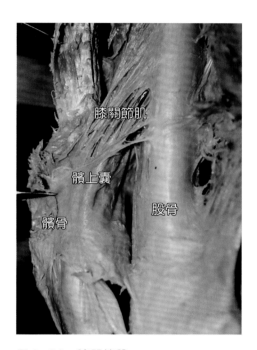
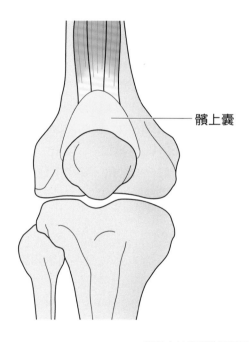

髕上囊

圖2-32：膝關節肌　　　　　　　　　　　　　　照片由林典雄教授提供

膝關節肌在膝關節伸展時，會與股中間肌協調將髕上囊往上拉，防止夾擠。

2）膝關節屈肌群

膝關節屈肌群在內側有由縫匠肌、股薄肌、半腱肌構成的鵝足肌群以及半膜肌，在外側則是股二頭肌止於腓骨頭，於膝關節屈曲時作用（圖2-33）。

① 縫匠肌

縫匠肌起於髂前上棘，往內下方走過大腿前面，之後通過膝關節屈伸軸的後方，走往並止於脛骨粗隆的內側，是條細長繩狀的肌肉（圖2-33）。與股薄肌、半腱肌肌腱一起形成鵝足，止於脛骨粗隆內側。縫匠肌是雙關節肌，於膝關節屈曲及小腿內轉時作用。

Mochizuki等人[33]的報告詳細觀察了鵝足部位的止端肌腱，發現來自小腿筋膜的纖維與鵝足肌腱會合，是個能提高膝關節內側支撐性的結構。診察屈曲攣縮病例時，希望各位先記得此知識[11]（圖2-34）。

② 股薄肌

股薄肌起於恥骨聯合外側，與縫匠肌肌腱、半腱肌肌腱一同形成鵝足，止於脛骨粗隆內側（圖2-33）。股薄肌是髖關節內收肌群中，唯一的雙關節肌，位於最內側的位置，於髖關節內收、屈曲、膝關節屈曲及小腿內轉時作用。

Zaffagnini等人的報告[34]指出，沿著股薄肌的止端肌腱，神經、血管網路發達，是個容易感受疼痛的部位。臨床上也能確認構成鵝足的3塊肌肉中，股薄肌是最常見到壓痛的。

③ 半腱肌

半腱肌的遠端⅓到½是由肌腱組織所構成，肌腹則是在近端發達。構成鵝足的肌群中，通過膝關節屈伸軸最後方的是半腱肌。由於半腱肌起於坐骨粗隆，所以髖關節的姿勢也會影響膝關節伸展可動範圍。其止端肌腱直接繞進脛骨內側前方，與小腿內轉關係密切。

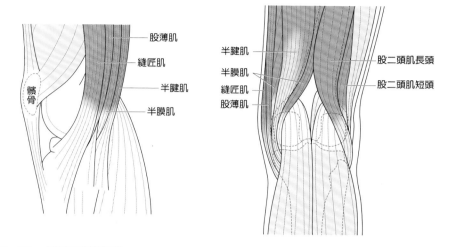

圖 2-33：膝關節屈肌群

膝關節屈肌群在內側有由縫匠肌、股薄肌、半腱肌、半膜肌，在外側則是股二頭肌。

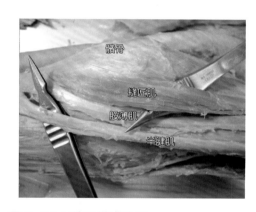

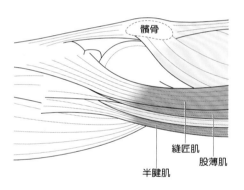

圖 2-34：鵝足構成肌群

照片由林典雄教授提供

鵝足處的肌腱止端從前往後依序是縫匠肌肌腱、股薄肌肌腱、半腱肌肌腱。來自小腿筋膜的纖維與鵝足肌腱會合，可提高膝關節內側的支撐性。

④ 半膜肌

　　半膜肌的近端 ½ 由大片的腱膜所構成，在股骨內髁附近逐漸轉變成肌腱。半膜肌起於坐骨粗隆，從脛骨內髁內側處止於後側部位、膕斜韌帶、膕肌筋膜、膝後方關節囊、後斜韌帶、內側半月板這6個組織。

　　半膜肌除了在膝關節屈曲時，能防止內側半月板及後方關節囊被夾住，還能誘導屈曲運動流暢進行[11]。再加上止端在脛骨的肌腱附近，存在著伴隨伸展能緩衝骨頭壓迫的滑液囊，這部分的發炎或沾黏，將成為疼痛或可動範圍受限的原因（圖2-35）。

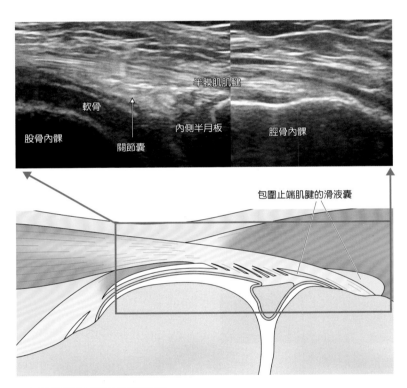

圖2-35：半膜肌肌腱附近的解剖圖

止端在脛骨的肌腱附近，存在著伴隨伸展能緩衝骨頭壓迫的滑液囊。

⑤ 股二頭肌長頭

　　股二頭肌長頭起於坐骨粗隆，止於腓骨頭（圖2-33），而股二頭肌短頭則起於股骨粗線外側唇，與長頭肌腱半羽狀會合，止於腓骨頭。短頭的收縮會經過長頭肌腱才傳遞到腓骨頭。這兩塊肌肉都與膝關節的屈曲、小腿的外轉關係密切，長頭也與髖關節的伸展有關。股二頭肌是膝關節伸展受限要因的患者中，幾乎都是短頭的緣故。此外，股二頭肌長頭也會間接地限制內翻不穩定[11]。

3）其他肌肉

　　其他與膝關節可動範圍受限相關的肌肉還有闊筋膜張肌、膕肌。

① 闊筋膜張肌

　　闊筋膜張肌起於髂前上棘，藉由髂脛束經過大腿外側面往下方行走，一邊止於脛骨粗隆外側的傑迪氏結節，是塊雙關節肌。止端位置會隨著膝關節屈曲變化，轉換屈伸作用，膝關節屈曲不到90度時會作用於膝關節伸展運動，而膝關節屈曲90度以上時則作用於膝關節屈曲運動[11]（圖2-36）。

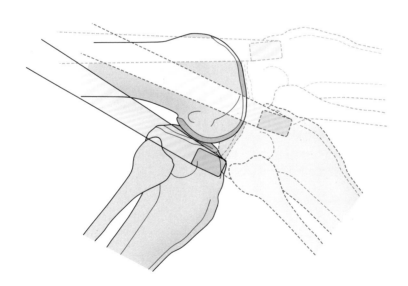

圖2-36：闊筋膜張肌對膝關節的作用（引用改變自文獻11）
闊筋膜張肌是起於髂前上棘的雙關節肌，止端位置會隨著膝關節屈曲變化，轉換屈伸作用。

② 膕肌

　　膕肌起於股骨外上髁的外側面以及外側半月板，止於比目魚肌線更上方的脛骨後側上方處，作用於膝關節內轉及屈曲時。此外，在解除膝關節完全伸展時產生的小腿外轉固定中，也能發揮作用。

　　部分膕肌附著於外側半月板上，膝關節屈曲時，有防止外側半月板夾擠（impingement）的作用[11、35]（圖2-37），這點會在半月板一項詳細說明。

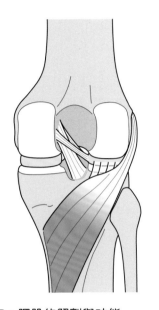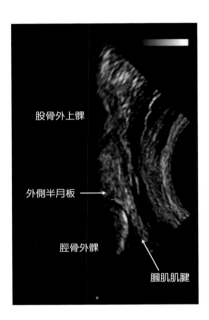

股骨外上髁

外側半月板

脛骨外髁

膕肌肌腱

圖 2-37：膕肌的解剖與功能

部分膕肌附著於外側半月板上，膝關節屈曲時，有防止外側半月板夾擠的作用。

6.韌帶及支持帶

　　膝關節腔內有連接股骨與脛骨的十字韌帶。附著於脛骨前髁間區到股骨外髁內側面的，是前十字韌帶；附著於股骨內髁外側面到脛骨後髁間區的，則是後十字韌帶。內側及外側副韌帶在關節外連接著股骨與脛骨。外側副韌帶與前十字韌帶，是從遠端後方往近端前方行走。另一方面，內側副韌帶與後十字韌帶，則是反方向地從近端後方往遠端前方行走[7、11]（圖2-38）。

　　膝關節需要支撐性與穩定性的功能，所以韌帶與支持帶的角色很重要。本項將稍加詳細地解說構成膝關節的韌帶及支持帶，與其功能性解剖。

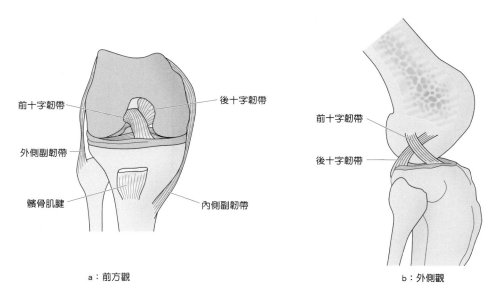

前十字韌帶　　　　　　　　　後十字韌帶

外側副韌帶

髕骨肌腱　　　　　　　　　　內側副韌帶

a：前方觀

前十字韌帶

後十字韌帶

b：外側觀

圖2-38：膝蓋的韌帶

附著於脛骨前髁間區到股骨外髁內側面的，是前十字韌帶；附著於股骨內髁外側面到脛骨後髁間區的，則是後十字韌帶。

1）前十字韌帶

前十字韌帶（anterior cruciate ligament，ACL）附著於脛骨的前髁間區到股骨外髁的內側面，可防止脛骨往前方滑出，也控制著膝關節的內轉、過度伸展。

前十字韌帶是關節內韌帶，全長約35mm、橫徑約10mm，外面包覆著滑膜。前十字韌帶是單纖維，不過從功能上可分為前內側纖維束（antero-medial bundle，AMB）與後外側纖維束（postero-lateral bundle，PLB）兩部分。AMB在膝關節所有可動範圍都會緊繃，尤其屈曲範圍內張力會增加；PLB則是在伸展範圍內增加張力，屈曲範圍內鬆弛[2、3、36、37]（圖2-39）。

2）後十字韌帶

後十字韌帶（posterior cruciate ligament，PCL）附著於股骨內髁的外側面到脛骨的後髁間區，是前十字韌帶強度2倍的關節內韌帶，全長約38mm、橫徑約13mm，外面包覆著滑膜。

後十字韌帶分為前外側纖維束（antero-lateral bundle，ALB）與後內側纖維束（postero-medial bundle，PMB）兩部分。ALB從股骨前方往脛骨近端後髁的外側處行走，膝關節伸展位下鬆弛，隨著屈曲逐漸緊繃。PMB則從股骨後方往脛骨近端後髁的內側處行走，膝關節伸展位下緊繃，不過會隨著屈曲逐漸鬆弛（圖2-40）。

後十字韌帶的作用為限制膝關節的過度伸展、防止脛骨往後方滑動、限制股骨對脛骨的過度內轉。脛骨往後方滑動時兩纖維束會緊繃，過度內轉時則會因為前十字韌帶與後十字韌帶纏繞而受到限制[2、3、36、37、38]（圖2-41）。

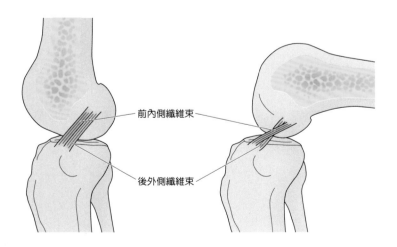

前內側纖維束

後外側纖維束

圖2-39：前十字韌帶（引用改變自文獻36）

前十字韌帶分為前內側纖維束（AMB）與後外側纖維束（PLB）兩部分。AMB在膝關節所有可動範圍都會緊繃，尤其屈曲範圍內張力會增加；PLB則是在伸展範圍內增加張力，屈曲範圍內鬆弛。

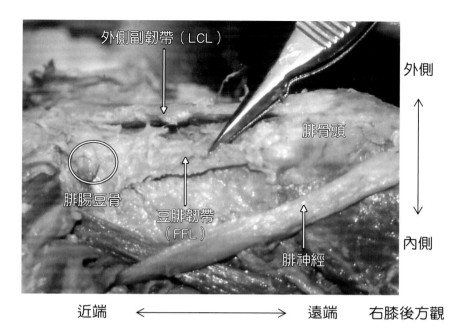

圖2-47：豆腓韌帶（FFL）

照片由林典雄教授提供

FFL是構成膝關節後外側的支撐結構之一，會因為膝關節的伸展、外轉而緊繃。

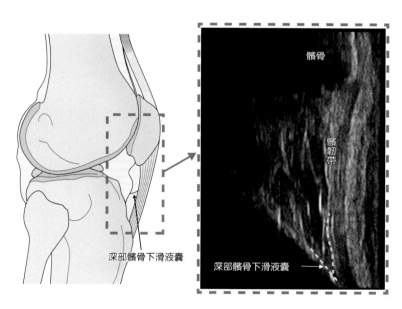

圖2-48：髕韌帶周邊解剖（引用改變自文獻11）

髕韌帶延續股四頭肌肌腱附著於脛骨粗隆，髕韌帶深層有深部髕骨下滑液囊，需要注意與髕骨下脂肪墊之間的沾黏。

7）內側髕支持帶、外側髕支持帶

　　髕支持帶是位於髕骨及髕韌帶兩側的膜狀縱走纖維束，分別稱為內側髕支持帶（medial patellar retinaculum）與外側髕支持帶（lateral patellar retinaculum）。

　　內側髕支持帶起於股內側肌，具有沿著髕骨內側行走後，大範圍附著於脛骨內側上端的纖維，以及有如在髕骨上交錯般行走的纖維。內側髕支持帶會因為股內側肌收縮而被拉往近端，膝關節屈曲時則往遠端滑動（圖2-49a）。此纖維並非能伸縮的組織，與攣縮有關的病況是沾黏。

　　外側髕支持帶起於股外側肌與股中間肌，具有沿著髕骨外側行走後，大範圍附著於脛骨外側上端的纖維，以及與內側髕支持帶相同在髕骨上交錯的纖維。此外，還分為交接自股外側肌的纖維，以及交接自股中間肌的纖維，更深層的是來自股中間肌的纖維束。外側髕支持帶會因為股外側肌、股中間肌收縮而被拉往近端，膝關節屈曲時則往遠端滑動（圖2-49b）。與內側相同，跟攣縮有關的病況是沾黏[11、26、41]。

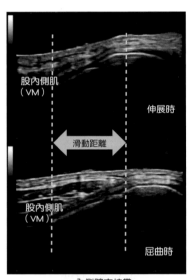 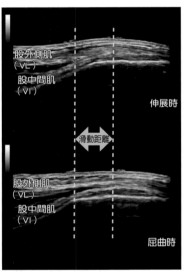

a：內側髕支持帶　　　　　　b：外側髕支持帶

圖2-49：髕支持帶的滑動距離（引用改變自文獻26）

髕支持帶是位於髕骨及髕韌帶兩側的膜狀縱走纖維束。
a：因為股內側肌收縮而被拉往近端，膝關節屈曲時往遠端滑動。
b：會因為股外側肌、股中間肌收縮而被拉往近端，膝關節屈曲時則往遠端滑動。

8）內側髕股韌帶、外側髕股韌帶

內側髕股韌帶（medial patellofemoral ligament）、外側髕股韌帶（lateral patellofemoral ligament）是位於內側髕支持帶及外側髕支持帶深層的髕支持帶橫走纖維，也是連接髕骨與股骨的纖維束，存在於內側及外側，作用於穩定髕骨的側邊（圖2-50）。內側髕骨韌帶在功能方面頗受到重視，是針對髕骨外側不穩定性的主要穩定組織（primary stabilizer）[11、26]。

9）內側髕脛韌帶、外側髕脛韌帶

內側髕脛韌帶（medial patellotibial ligament）、外側髕脛韌帶（lateral patellotibial ligament）是位於內側髕支持帶及外側髕支持帶深層的橫走纖維其中一部分，也是連接髕骨與脛骨的纖維束，存在於內側及外側，作用於穩定髕骨的側邊（圖2-50）。這些韌帶產生沾黏是造成低位髕骨的原因，與續發性攣縮有關[11、26]。

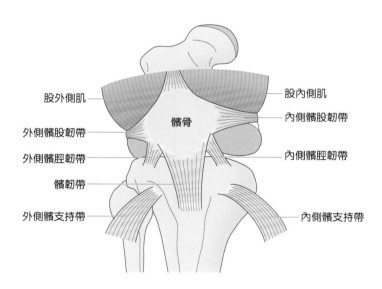

圖2-50：內側髕股韌帶、外側髕股韌帶（引用改變自文獻26）

內側髕股韌帶、外側髕股韌帶位於內側髕支持帶及外側髕支持帶的深層，也是連接髕骨與股骨的纖維束。

10）膕弓狀韌帶

膕弓狀韌帶（arcuate popliteal ligament）起於腓骨頭的前端，沿著膕肌上方部分的表面行走，與膕斜韌帶一起提高膝關節後方穩定性[11、13、41]（圖2-51）。

11）膕斜韌帶

膕斜韌帶（oblique popliteal ligament）是由半膜肌肌腱分歧出往斜上方行走的纖維，與膕弓狀韌帶一起影響膝關節後方穩定性[11、13、41]（圖2-51）。

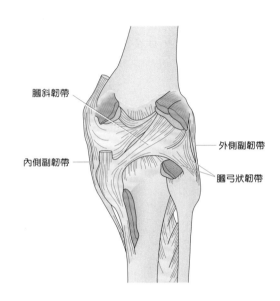

圖2-51：膕弓狀韌帶、膕斜韌帶
膕弓狀韌帶起於腓骨頭的前端，可提高膝關節後方穩定性。
膕斜韌帶是由半膜肌肌腱分歧出往斜上方行走的纖維，會影響膝關節後方穩定性。

7.半月板

半月板分為外側半月板及內側半月板，填充在股骨髁與脛骨髁之間。其剖面是三角形的纖維軟骨，外緣厚實附著在關節囊上，內緣薄且游離。

外側半月板的特徵為比起內側半月板移動量大，原因之一在於脛骨關節面的形狀。此外，外側半月板的前、後角相互靠近，附著於髁間隆凸的前後，從上方看來接近O字型。另一方面，內側半月板的前、後角與外側半月板相比，分得較開才附著，形狀接近C字型。

內側半月板及外側半月板彼此藉由膝橫韌帶相連結，內側全長附著於關節囊及冠狀韌帶上，尤其中節與內側副韌帶緊密結合。另一方面，外側半月板只有前方 ½ 附著於關節囊上，這也是外側半月板可動性較大的原因[43]。

血液循環方面，半月板的邊緣 ⅓ 接受來自滑膜的養分供給，中間 ⅓ 是過渡區，中央 ⅓ 並無血流，無血流的部分則仰賴關節液提供養分。從邊緣依序稱為紅區（red-red zone）、紅白區（red-white zone）、白區（white-white zone）[44]（圖2-52）。

半月板的作用：提高關節相合度、緩衝、平均關節內壓、分散滑液、潤滑、改善可動性[2]。

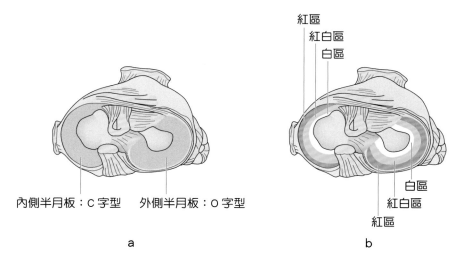

圖2-52：半月板（引用改變自文獻41）

a：內側半月板為C字型，外側半月板為O字型。
b：邊緣 ⅓ 接受來自滑膜的養分供給，中間 ⅓ 是過渡區，中央 ⅓ 並無血流。

1）半月板的可動性

　　半月板的活動是伴隨著關節運動及肌肉收縮被動地進行，膝關節屈曲時，內側及外側半月板雙方都往後方移動，膝關節伸展時，內側及外側半月板雙方則都往前方移動。小腿轉動方面，內轉時，內側半月板往前方移動，外側半月板往後方移動；外轉時，內側半月板則往後方移動，外側半月板往前方移動。轉動中半月板會追隨股骨的移動方向活動[2、41]。

　　無負重與負重時的半月板移動量不同。Thompson團隊[45]的報告指出，無負重時，膝關節0〜90度下的平均移動量為內側半月板5.1㎜，外側半月板11.2㎜（圖2-53）。Vedi團隊[47]的報告寫到，內側半月板無負重時，膝關節0〜90度為止的移動量是前節部往後方5.4㎜，中節部往外側（內側副韌帶的方向）3.3㎜，後節部往後方3.8㎜；外側半月板則是前節部往後方6.3㎜，中節部往外側3.4㎜，後節部往後方4㎜。

　　另一方面，負重時的半月板移動量為：內側半月板前節部往後方7.1㎜，中節部往外側（內側副韌帶的方向）3.6㎜，後節部往後方3.9㎜；外側半月板則是前節部往後方9.5㎜，中節部往外側3.7㎜，後節部往後方5.6㎜。也就是說，負重時的半月板移動量比無負重時多，再者，外側半月板的移動量也比內側半月板來得多[44〜49]。

2）半月板可動性相關的韌帶

① 前半月板股骨韌帶、後半月板股骨韌帶

　　前半月板股骨韌帶（anterior meniscofemoral ligament，也稱為韓福瑞氏韌帶〔Humphry ligament〕）以及後半月板股骨韌帶（posterior meniscofemoral ligament，也稱為里斯伯格氏韌帶〔Wrisberg ligament〕）呈現與後十字韌帶相同的走向，補強了後十字韌帶。不僅如此，此兩韌帶與外側半月板後方部分相連，膝關節伸展時緊繃，藉此誘導外側半月板的後方部分往前方移動[11、13、50]（圖2-54）。

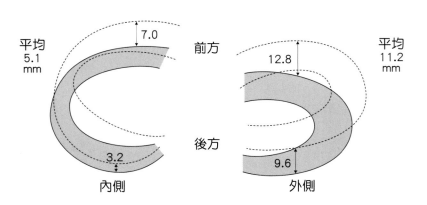

圖2-53：半月板的移動量（引用改變自文獻48）

無負重時膝關節0〜90度下的平均移動量為內側半月板5.1㎜，外側半月板11.2㎜。

② 膝橫韌帶

　　膝橫韌帶（transverse ligament）連結內側半月板與外側半月板的前節，偕同髕骨下脂肪墊影響半月板的前方移動[2、11、13]（圖2-55）。

③ 冠狀韌帶

　　冠狀韌帶（coronary ligament）有將內側半月板整個外緣固定在脛骨外緣的作用[11、13]（圖2-55）。

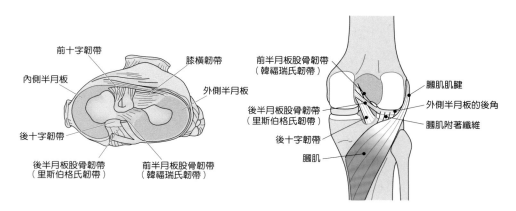

前十字韌帶　　　　　　膝橫韌帶
內側半月板　　　　　　　外側半月板
後十字韌帶
後半月板股骨韌帶　　　前半月板股骨韌帶
（里斯伯格氏韌帶）　　　（韓福瑞氏韌帶）

前半月板股骨韌帶　　　膕肌肌腱
（韓福瑞氏韌帶）　　　　外側半月板的後角
後半月板股骨韌帶　　　膕肌附著纖維
（里斯伯格氏韌帶）
後十字韌帶
膕肌

圖2-54：前半月板股骨韌帶、後半月板股骨韌帶

前半月板股骨韌帶、後半月板股骨韌帶補強後十字韌帶的同時，也會在膝關節伸展時緊繃，誘導外側半月板的後方部分往前移動。

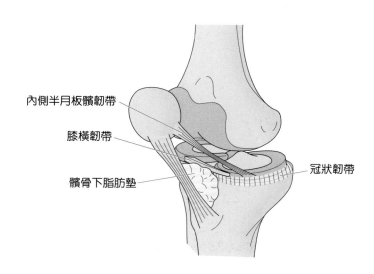

內側半月板髕韌帶
膝橫韌帶
髕骨下脂肪墊
冠狀韌帶

圖2-55：膝橫韌帶、冠狀韌帶、內側半月板髕韌帶、外側半月板髕韌帶（引用改變自文獻60）

④ 內側半月板髕韌帶

內側半月板髕韌帶（medial meniscopatellar ligament）從內側半月板前節連結髕骨。膝關節伸展時，隨著髕骨往前方移動，也將內側半月板拉往前方[11、13]（圖2-55、56）。

⑤ 外側半月板髕韌帶

外側半月板髕韌帶（lateral meniscopatellar ligament）從外側半月板前節連結髕骨。膝關節伸展時，隨著髕骨往前方移動，也將外側半月板拉往前方[11、13]（圖2-55、56）。

3）誘導半月板的機轉

與半月板往前移動有關的主要張力傳輸組織為：內側及外側半月板、膝橫韌帶、內側副韌帶深層纖維、後斜韌帶、前半月板股骨韌帶、後半月板股骨韌帶、髕骨下脂肪墊。

往前移動的機轉可認為是以下3點：第1，股四頭肌收縮引起伸展結構緊繃，且隨著股骨髁部往前滾動（roll-forward），內、外側半月板髕韌帶傳遞將髕骨往前方推擠的力量，把半月板拉往前方；第2，隨著髕韌帶往前進，髕骨下脂肪墊也被往前拉，此時的張力藉由膝橫韌帶將內、外側半月板拉往前方；第3，位於半月板後方的內側副韌帶深層纖維、後斜韌帶以及前半月板股骨韌帶、後半月板股骨韌帶緊繃產生推擠作用，使得半月板往前移動[2、13、35]（圖2-56）。

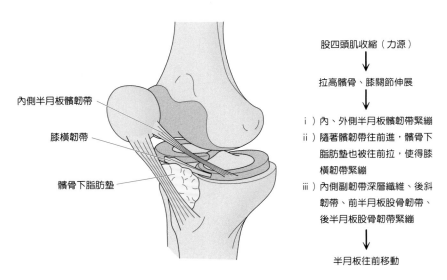

圖2-56：半月板往前移動的機轉（引用改變自文獻60）

半月板往後移動相關的主要張力傳輸組織為：半膜肌、膕肌、內側副韌帶深層纖維、後斜韌帶、前半月板股骨韌帶、後半月板股骨韌帶。

往後移動的機轉是以股骨髁部的往後滾動（roll-back）為基礎，可認為有以下3點：第1，半膜肌收縮並牽引出後斜韌帶、內側半月板的結構（吸盤效應），將內側半月板往後拉；第2，藉由膕肌收縮，將外側半月板往後拉；第3，內側副韌帶深層纖維、後斜韌帶、半月板股骨韌帶隨著膝關節屈曲鬆弛形成空間，半月板往其中移動[2、13、35]（圖2-57）。

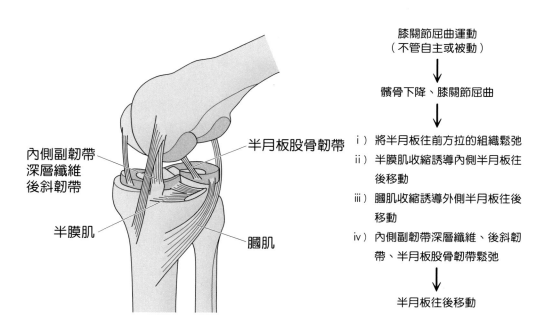

膝關節屈曲運動
（不管自主或被動）
↓
髕骨下降、膝關節屈曲
↓

ⅰ）將半月板往前方拉的組織鬆弛

ⅱ）半膜肌收縮誘導內側半月板往後移動

ⅲ）膕肌收縮誘導外側半月板往後移動

ⅳ）內側副韌帶深層纖維、後斜韌帶、半月板股骨韌帶鬆弛
↓
半月板往後移動

內側副韌帶
深層纖維
後斜韌帶

半膜肌

半月板股骨韌帶

膕肌

圖2-57：半月板往後移動的機轉（引用改變自文獻60）

8. 關節囊

至於關節囊，則是由前方關節囊往上延伸的髕上囊與後方關節囊，這兩者包覆著關節（圖2-58）。關節囊是包覆整體關節的結構體，與韌帶一起補強關節。關節囊分為外層與內層，外層是緻密結締組織形成的纖維膜，內層是疏鬆結締組織形成的滑膜，無論哪層的主成分都是膠原蛋白纖維[41]。

一般來說，正常的膝關節液為2～3 ml，正常的容量有40～60 ml。發炎期水腫時，偶爾也會滯留100 ml以上[8,9]。養樂多1瓶65 ml，由此可知膝關節發炎時留存了多少關節液。

關節囊前面薄而富延展性，關節囊內的滑膜在關節腔內形成皺襞，其中包含了脂肪組織。與關節腔流通的滑液囊有：髕上囊、深部髕骨下滑液囊、膕肌囊等等，讓髕骨及肌腱滑動順暢[9,50]（圖2-59）。另一方面，關節囊後面是由強韌、缺乏彈性的韌帶組織補強[9]。

髕上囊是連接股骨髁部與髕骨的滑液囊，能增加髕股關節的滑動效率，膝關節屈曲時則讓髕骨的長軸移動更圓滑。膝關節伸展位時，髕上囊會受到膝關節肌的牽引被拉往近端，呈現雙膜結構[11,41,51,52]。而這種結構讓髕骨隨著膝關節屈曲得以往下滑動，同時也逐漸變成單膜結構（圖2-60）。其大小為往近端方向深7～8 cm，內側2～3 cm，外側4～5 cm左右[11,41,51,52]。

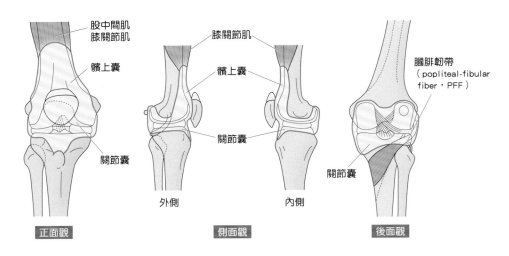

圖2-58：關節囊

關節囊包含從前方關節囊往上方延伸的髕上囊，以及後方關節囊所包覆著的關節。前面薄而富延展性，後面則由韌帶組織補強。

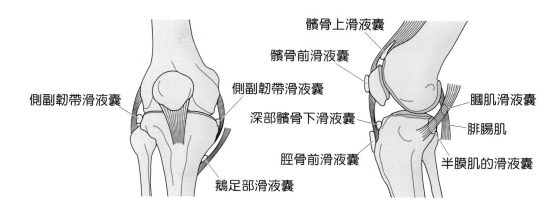

髕骨上滑液囊

髕骨前滑液囊

側副韌帶滑液囊

側副韌帶滑液囊

深部髕骨下滑液囊

膕肌滑液囊

腓腸肌

脛骨前滑液囊

半膜肌的滑液囊

鵝足部滑液囊

圖2-59：滑液囊

膝關節運動時，伴隨各組織間滑動的部位有滑液囊。

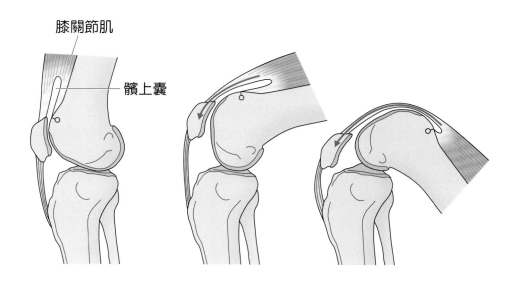

膝關節肌

髕上囊

圖2-60：髕上囊

髕上囊是連結股骨髁部與髕骨的滑液囊，能讓髕骨的長軸移動更有效率。

9.脂肪墊

　　脂肪墊的作用有：儲存養分、保護血管、神經等周圍組織。此外脂肪墊不僅在組織間拉伸、鬆弛、緩衝、滑動時會變形，還能自己功能性地變形。脂肪體中有傷害受器，是與疼痛關係密切的組織。也有報告指出，傷害受器受到刺激會引起周遭肌肉的攣縮[11、26、53～59]。

　　膝關節的脂肪墊分為：位於髕骨上方的髕骨上脂肪墊、位於髕上囊與股骨前面之間的股骨前脂肪墊，以及位於髕骨下方的髕骨下脂肪墊（圖2-61）。

1）髕骨上脂肪墊

　　髕骨上脂肪墊（suprapatellar fat body (pad)）是像要填滿髕骨上端、髕上囊前面、股四頭肌肌腱遠端所形成的三角形脂肪墊，雖然不是很大塊的脂肪墊，但具有維持股四頭肌肌腱滑動性、延長力臂提升膝關節伸展結構效率，以及預防股骨與髕骨之間髕上囊夾擠的功能[26、53]（圖2-62）。

2）股骨前脂肪墊

　　股骨前脂肪墊（prefemoral fat pad）是存在於髕上囊深層與股骨之間的脂肪墊（圖2-62），膝關節屈伸運動時，具有維持髕上囊三維滑動性、提升膝關節伸展結構效率、調整髕股關節內壓的功能。股骨前脂肪墊的特徵，在於會隨著膝關節伸展往股骨前面中央集中、隨著屈曲往內側後方及外側後方擴散，如此一來，伸展時有延長股四頭肌與股骨的力臂、增加力矩的效果。此外，屈曲時會因為減少股四頭肌與股骨之間的距離，減少曲率半徑，避免伴隨伸展的組織損傷（圖2-63）。

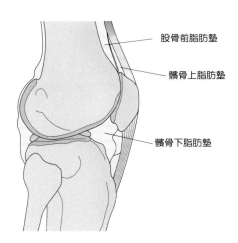

股骨前脂肪墊

髕骨上脂肪墊

髕骨下脂肪墊

圖2-61：脂肪墊

膝關節周圍的脂肪墊有：髕骨上脂肪墊、股骨前脂肪墊、髕骨下脂肪墊。

55） 山本昌樹：特集 関節周囲の脂肪体（periarticular fat pat）と臨床 肘関節周囲の脂肪体
－拘縮および疼痛と脂肪体の動態について－. 整形リハ会誌. vol. 16:13-18, 2014.

56） 太田憲一郎・他：特集 関節周囲の脂肪体（periarticular fat pat）と臨床 足関節周囲の
脂肪体. 整形リハ会. vol. 16:6-6, 2014.

57） 林典雄：整形外科リハビリテーション学会 20 周年記念講演 運動器超音波に基づく
運動療法技術. 整形リハ会誌. vol. 14:28-31, 2011.

58） 清水喬嗣・他：特集 膝関節拘縮に対する評価と治療－病態の見極めと対処法－膝蓋
骨上方支持組織の超音波画像よりみた膝関節拘縮に関する一考察. 整形リハ会誌.
vol. 14:56-59, 2011.

59） 松本正知：骨折の機能解剖学的運動療法－その基礎から臨床まで－ 体幹・下肢. 中
外医学社. 2015, pp97-100, 108, 109-110, 129-135.

60） 整形外科リハビリテーション学会（編）：半月板部分切除後の歩行障害に対する運
動療法. 関節機能解剖学に基づく整形外科運動療法ナビゲーション 下肢・体幹. メ
ジカルビュー社. 2009, pp157.

61） 林典雄：膝関節疾患における超音波診断装置の臨床応用. 理学療法. 40 suppl3:s37,
2013.

62） Merican AM et al:Anatomy of the rateral retinaculim of the knee. J Bone Joint Surg Br
90:527-534, 2008.

63） 小林昭：第 13 版. 整形外科カンファレンス必携. 中外製薬株式会社. 2004.

64） Beltran J et al:The distal semimembranosus complex:normal MR anatomy, variants,
biomechanics and pathology. Skeletal Radiol 2003 Aug;32（8）:435-45

第 3 章
腫脹、浮腫管理的
重要性

第3章　腫脹、浮腫管理的重要性

1.關於發炎、浮腫、腫脹、沾黏

　　對身體施加某種刺激時，所引起各式各樣的變化統稱為發炎。發炎的4大徵象為：疼痛、發紅、發熱、腫脹，再包含功能障礙也稱為5大徵象[1,2]。

　　引起發炎時，要施行名為RICE的處置——靜養（Rest）、冰敷（Icing）、壓迫（Compression）、抬高（Elevation）[3,4]。

　　伴隨發炎的徵象中，考慮到與攣縮的相關性，浮腫與腫脹尤其重要，因此統整本書中使用的語詞，說明如下：腫脹（swelling）指的是所有腫起來的情況；浮腫（edema）指的是關節外腫起來的狀態；水腫（effusion）指的是關節內腫起來的狀態。

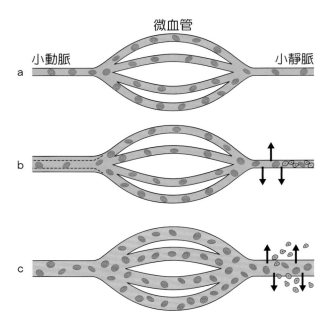

a：正常的小靜脈流域有軸心流與邊緣流。
b：腫脹、浮腫初期：可見到動脈擴張，血流增加，液體開始滲出，血液濃縮，白血球分布不均，附著在血管壁上。
c：腫脹、浮腫巔峰期：血流低下、血行停止，滲透性亢進，白血球開始遊走。

圖3-1：腫脹、浮腫的發生機轉

壓迫浮腫處使其水分往近端或遠端移動，可促使往血管內吸收。此外，等長性收縮或輔助自主運動能改善靜脈回流，有效減輕浮腫[4~8]。

大量的關節水腫無法由滑膜吸收，因此即使施行壓迫等方法也難以吸收，有必要根據需求進行穿刺[9]。

如果因為外傷或手術產生組織損傷，受損組織釋放出組織胺、血清素等疼痛物質的同時，會逐漸死亡，這個過程稱為退行性變化。一旦疼痛物質濃度變高，會引起動脈擴張、靜脈不擴張交互作用，陷入循環障礙。之後隨著局部灌流停止，血管內外的濃度差使得液體擴散、滲出，便產生了腫脹、浮腫的情況[1、10]（圖3-1）。

形成外傷性攣縮有3個要因：第1是腫脹、浮腫本身引起關節內外腫起來且同時會疼痛，妨礙關節運動，結果致使攣縮。第2是浮腫成分中的纖維蛋白沉澱引起的纖維化（fibrosis），纖維蛋白沉澱的對象組織如果處於伸展位則沒有問題，然而如果是在肌肉、韌帶、關節囊等軟組織縮短的狀況下沉澱，會因衍生的長度不足形成攣縮（圖3-2）。第3是修復過程中產生沾黏所引起的攣縮，肉芽組織出現取代發炎平息狀態的同時，組織開始修復，隨著修復的過程，膠原纖維會沉澱在組織周圍，最後形成堅硬的疤痕[10~12]。此修復過程中所產生的組織間沾黏（adhesion）會限制組織間的滑動、限制可動範圍。雖然程度有差異，不過組織修復會在10天～2週之間開始（圖3-3）。

伴隨腫脹、浮腫的纖維化會隨即在外傷或手術後產生。為了徹底預防此狀況，管理腫脹、浮腫的同時，有必要考慮各組織的功能性解剖再選擇固定姿勢[13]。

預防組織間沾黏時，要考慮轉移到修復過程的時機，盡早施行關節運動，讓組織彼此滑動或施加伸展刺激，這很重要[13]。

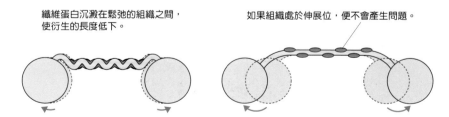

纖維蛋白沉澱在鬆弛的組織之間，使衍生的長度低下。　　如果組織處於伸展位，便不會產生問題。

圖3-2：外傷性攣縮的要素①
由於纖維蛋白的組織沉澱，肌肉、韌帶、關節囊在內的軟組織變得無法伸展，一旦組織鬆弛的狀態下纖維蛋白沉澱，會使得衍生的長度低下。如果纖維蛋白沉澱時組織處於伸展位，便不會產生問題。

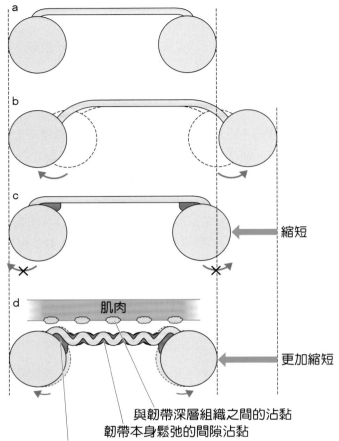

縮短

更加縮短

與韌帶深層組織之間的沾黏
韌帶本身鬆弛的間隙沾黏
著骨點與韌帶之間的沾黏

圖3-3：外傷性攣縮的要素②

a：正常行走並附著在骨頭上的韌帶。
b：正常情況下，韌帶的著骨點能如插圖所示般移動。
c：即使韌帶沒有鬆弛，一旦韌帶在骨頭處產生沾黏，也會限制骨頭的移動距離。
d：韌帶在鬆弛的狀態下，如果疊加與其周圍的組織沾黏、鬆弛的韌帶彼此沾黏、韌帶與骨頭之間沾黏等，
　　會更加限制骨頭的移動。

2.關於冰敷

冰敷（Icing）主要有以下3種效果：

第1種效果是抑制血腫形成以及防止浮腫。一旦冰敷降低組織溫度，通過此處的血管會收縮，便能減輕血腫、降低血管壁的水分滲透性，也能減輕浮腫[14]。

第2種效果是抑制局部的發炎反應，與預防續發性的組織障礙。在低溫下，各種酵素及化學反應的反應低下，也能抑制局部的發炎。

第3種效果是緩和疼痛。低溫下神經系統的功能也會降低，如果充分冰敷，便能讓痛覺變得遲鈍以減輕疼痛。

肌肉傾向緊繃的患者會隨著運動加強疼痛，增加局部氧氣消耗量，冰敷能降低肌梭運作，緩和緊繃的肌肉[14]。

冰敷的特徵在於沒有藥物等的副作用，容易取得，但必須注意別凍傷了。

冰敷的溫度方面，冰塊融化成水的0度附近的熱吸收較佳，因此製作冰敷袋時，拿冰塊及塑膠袋，做成在冰塊能融化成水的溫度範圍即可（圖3-4）。

冷卻中的患部感覺會經過「疼痛」、「溫暖」、「麻麻刺刺的」、「沒有感覺」4階段，目標是到沒有感覺為止。時間方面，最好先在患部冰敷20～30分鐘，暫停休息10分鐘，之後再繼續冰敷[15]。

一邊冰敷一邊運動稱為冷運動（cryokinetics）[16]，一邊冰敷一邊拉伸則稱為冷伸展（cryostretching）[17]。結合冰敷效果與運動治療的方法視病例情況是有可能的。

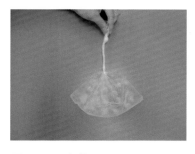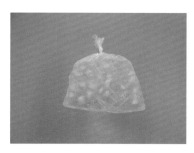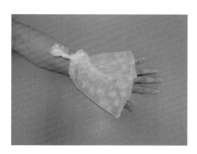

圖3-4：冰敷

· 冰敷的目的在於透過冷卻作用緩和疼痛的感受，特徵為沒有藥物等的副作用，容易取得。但冰敷也有凍傷的危險，因此施行的同時要每天確認冰敷次數及負荷，安全又有效。
· 冰敷的溫度要以冰融化成水的範圍（冰水比為1：1）為基準，製作冰敷袋，在患部冰敷20～30分鐘。
· 冷卻中的患部感覺會經過疼痛、溫暖、麻麻刺刺的、沒有感覺4階段。
· 目標是到沒有感覺為止。等患部沒有感覺時再運動，能減輕疼痛。
· 運動中出現疼痛時可以再冰敷5～10分鐘，或者一邊冰敷一邊運動。
· 要考慮到凍傷，冰敷時須充分注意。

3 腫脹、浮腫管理的重要性

3.關於皮膚的沾黏、皮下組織的滑動

從防禦感染的觀點來看，皮膚在損傷的治癒過程中會在早期修復。皮膚本身是能凹折但幾乎不會拉伸的組織。膝關節整體的皮膚具有因為屈曲而緊繃、因為伸展而鬆弛的運動特性，幾乎都是在皮下組織處滑動[18]。大腿前面的皮膚移動，從膝關節伸展位到屈曲90度是往遠端移動（圖3-5），此時皮膚與皮下組織之間會產生滑動。今西準教授[20]研究皮下組織部分脂肪筋膜構造的相關報告指出，皮下組織是以淺筋膜為界線，分為皮膚側的防禦性脂肪筋膜系統（Protective Adipofascial System，PAFS），以及肌肉側的潤滑性脂肪筋膜系統（Lubricant Adipofascial System，LAFS）。隨著運動產生皮膚滑動的部分為潤滑性脂肪筋膜系統（LAFS），是考量皮膚性攣縮時的重要關鍵字[9,20]（圖3-6）。

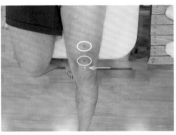 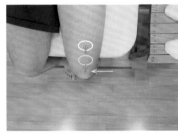 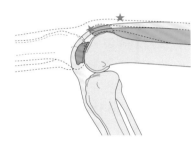

a：伸展位　　　　　　　　　　b：屈曲位　　　　　　　　　　c：示意圖

圖3-5：大腿前面的皮膚移動　　　　　　　　　　　插圖由淺野昭裕教授提供

a：伸展位時先隨意在大腿前面（白圈內紅點）以及髕骨上緣（黃圈內紅點）標記。
b：各處的皮膚略往遠端移動。髕骨上緣移動得更遠。
c：矢狀面上從伸展位到屈曲位皮膚與髕骨的移動示意圖。

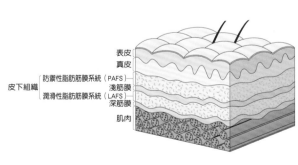 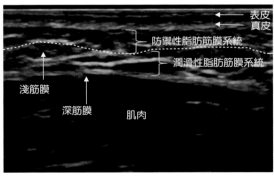

皮下組織的概念圖　　　　　　　　　　皮下組織（超音波影像）

圖3-6：皮下組織的結構與滑動重點①

皮下組織分為防禦性脂肪筋膜系統，以及潤滑性脂肪筋膜系統，隨著運動的皮膚滑動是由潤滑性脂肪筋膜系統進行。

3

腫脹、浮腫管理的重要性

正常情況下，存在於皮膚與皮下組織之間的皮膚韌帶會適度地鬆弛，皮膚可在其移動範圍內移動。然而一旦因為浮腫使得皮膚韌帶緊繃，便限制了皮膚的可動性。此外，如果皮膚本身緊繃，即使皮膚韌帶是鬆弛的，皮膚本身也沒有柔軟度，所以會降低滑動距離，此現象起因於急性期所產生的皮下組織腫脹。接著，如果鬆弛的皮膚韌帶產生沾黏，或是修復過程中在皮下組織產生沾黏，便會引起滑動障礙（圖3-7）。由此可知，為了維持皮下組織的滑動性，在形成疤痕之前事先預防、形成疤痕後的治療處置很重要。

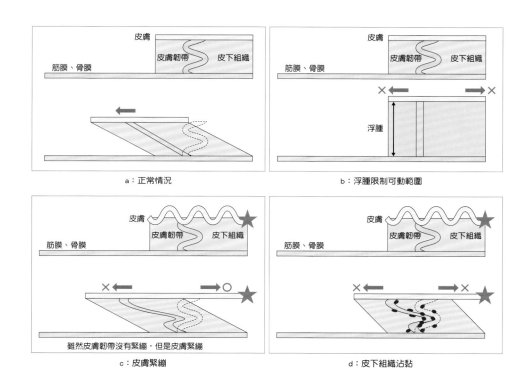

圖 3-7：皮下組織的結構與滑動重點②　　　　　　　插圖由淺野昭裕教授提供

a：圖為正常的皮下組織，皮膚與皮下組織之間的皮膚韌帶會適度地鬆弛，皮膚可在其移動範圍內移動。
b：一旦因為浮腫使得皮膚韌帶緊繃，便限制了皮膚的可動性。
c：如果皮膚本身緊繃，即使皮膚韌帶是鬆弛的，皮膚本身也沒有柔軟度，會降低滑動距離。
d：如果鬆弛的皮膚韌帶產生沾黏，或是修復過程中在皮下組織產生沾黏，便會引起滑動障礙。

　　傷口的表面在縫合後2天內會形成上皮，游離神經末梢往該處生長，所以會將所有的刺激感受成痛覺。在形成疤痕前，除了不增加手術傷口張力的操作，還應盡量不要讓皮膚、皮下組織層腫脹、活動受限隨著浮腫產生，所以施加數次壓迫及皮膚的活動處置很重要。具體方法有：管理浮腫、輕度壓迫手術傷口、一邊拉近皮膚一邊操作皮下組織使其滑動、大範圍壓迫固定皮膚、透過肌肉的收縮及伸展讓皮下組織滑動等等（圖3-8）。形成疤痕前的手術傷口可以1天操作10次，在形成疤痕的時期要更積極地增加其滑動性、延展性，這很重要。

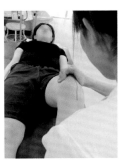
a：聚攏皮膚

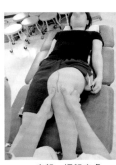
b：夾起、捏起皮膚

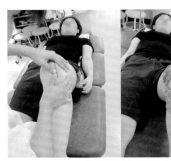
c：滑動皮膚與皮下組織

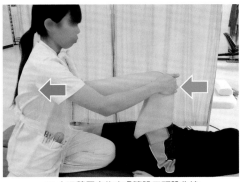
d：大面積固定住皮膚讓股四頭肌收縮

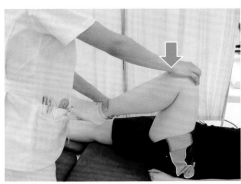
e：大面積固定住皮膚屈曲膝關節

圖3-8：皮膚、皮下組織的治療

a：將皮膚往手術傷口中央聚攏。
b：將皮膚往手術傷口中央夾起、捏起。
c：一邊利用a、b一邊滑動皮膚與皮下組織。
d：大面積固定住皮膚，患者往治療師的方向伸展下肢，讓股四頭肌收縮，滑動皮下組織。
e：大面積固定住皮膚，利用被動的關節運動滑動皮下組織。

4.腫脹、浮腫管理實務

　　腫脹、浮腫管理的目的與效果有：預防攣縮、促進靜脈灌流、減輕疼痛、減輕運動限制、穩定受傷部位、穩定關節部位、消除保護性收縮等的抑制肌肉活動過剩、讓患者感到安心等等。以下說明腫脹、浮腫管理實務的內容：

1）使用物品

　　a）彈性繃帶：壓迫患部用的繃帶，最好根據壓迫部位準備寬度不同的繃帶。

　　b）紗布：在繃帶深層用於對整體加壓。將切成一半的紗布扭轉2～3次變成長條狀，一次使用數條（圖3-9）。

　　c）各種局部壓迫用的加壓墊：在髕骨、股骨內上髁、外上髁等骨頭突出部位周圍加壓，因此要將有適度彈性的環狀、棒狀加壓墊放在紗布下方，作法是將筒套捲成適合的粗細使用。此外也會將石膏棉捲捲成適當的粗度，裝進網狀繃帶做成環狀或棒狀使用。最好根據壓迫部位準備大小不同的壓迫墊（圖3-10）。不僅如此，對關節間隙、髕上囊、髕支持帶等狹窄部位加壓時，也有人用適合壓迫部位的腳底墊片（insole）（圖3-11）。

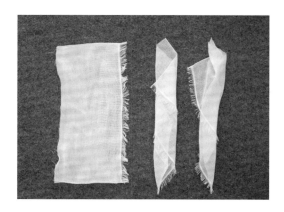

圖3-9：紗布
將切成一半的紗布扭轉2～3次變成長條狀，一次使用數條。

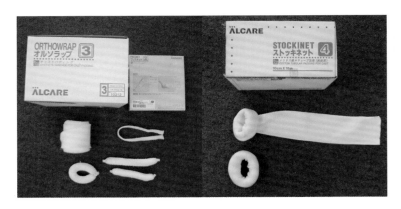

圖 3-10：環狀、棒狀的加壓墊

將適量石膏棉捲裝進網狀繃帶，做成環狀或棒狀的各種局部壓迫墊。此外也可將筒套捲成適度的粗細使用。用於對髕骨、股骨內上髁、外上髁等骨頭突出部位周圍加壓。

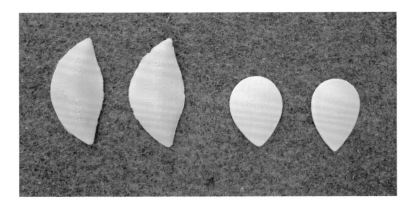

圖 3-11：腳底墊片

對關節間隙、髕上囊、髕支持帶等狹窄部位加壓時，也有人用適合壓迫部位的腳底墊片。

2）腫脹、浮腫管理實務

施行腫脹、浮腫管理時，會在髕上囊處放置蹠骨墊，在內、外側關節間隙及髕韌帶兩側放置腳底墊片做的舟狀骨墊，在髕骨放置環狀的壓迫墊。在比脛骨粗隆更近端的髕骨周圍到髕骨前面、股骨近端⅓的範圍貼上紗布，膝窩也貼上紗布。從足部到大腿近端纏上彈性繃帶加壓，壓迫的強度在彈性繃帶略略拉伸的範圍內或貼著就好（圖3-12）。患者施行腫脹、浮腫管理之後，可見到皮膚的皺褶或腫脹減輕了，此外，也可見疼痛減輕及可動範圍改善（圖3-13）。

3）腫脹、浮腫管理的變形版

腫脹、浮腫管理作為治療師開始運動治療之前的處置，會在治療前1～2小時施行，施行時要考量到循環障礙、感覺障礙。如果要一邊施行腫脹、浮腫管理，一邊做可進行的運動，有好幾種變化。此外，也有隨著腫脹、浮腫程度調整壓迫程度施行24小時的情況。然而希望各位根據損傷程度、創傷範圍，與醫師確認的同時考量腫脹、浮腫管理的觀察情況（管理下）及患者主訴等，逐一應對患者的需求。

4）腫脹、浮腫管理下的運動治療內容

施行腫脹、浮腫管理結合運動治療者也不在少數。此時會用彈性繃帶加壓，進行髖關節內收外展運動、下肢直膝抬腿運動（Straight leg raising，SLR）、由治療師輔助進行膝關節自主屈伸運動或等長性收縮。可利用懸帶或彈力帶，從簡單低負荷的動作做起，階段性地逐步增加負荷量、次數、時間（圖3-14）。

5）終止的基準

終止腫脹、浮腫管理的基準為：確認患部腫脹、浮腫消失且組織修復有進展，加上腫脹、浮腫不會復發，如此即可終止，當然最好要配合患者情況施行。

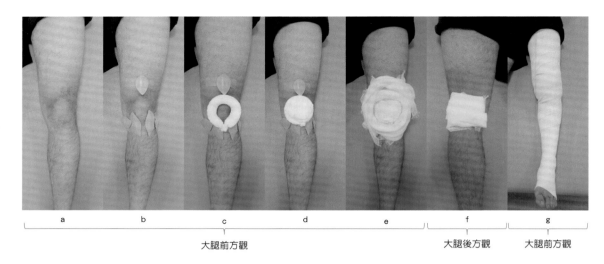

a　　　　　b　　　　　c　　　　　d　　　　　e　　　　　f　　　g

大腿前方觀　　　　　　　　　　　　　　　　　大腿後方觀　　大腿前方觀

圖3-12：腫脹、浮腫管理實務

a～e：在髕上囊處放置蹠骨墊，在內、外側關節間隙及髕韌帶兩側放置腳底墊片做的舟狀骨墊，在髕骨放置環狀的壓迫墊，環狀壓迫墊的中央塞滿紗布。在比脛骨粗隆更近端的髕骨周圍到髕骨前面、股骨近端⅓的範圍貼上紗布。
　　f：膝窩也貼上紗布。
　　g：從足部到大腿近端纏上彈性繃帶加壓，壓迫的強度在彈性繃帶略略拉伸的範圍內或貼著就好。

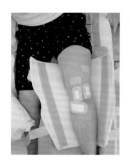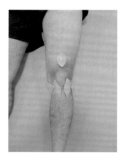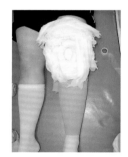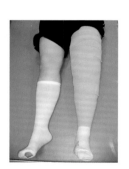

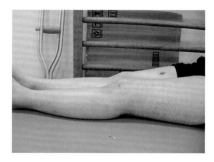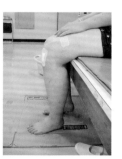

圖3-13：施行腫脹、浮腫管理後（患者示範）

施行腫脹、浮腫管理之後，可見到皮膚的皺褶或腫脹減輕了，此外，也可見疼痛減輕及可動範圍改善。

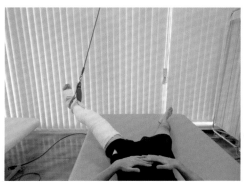
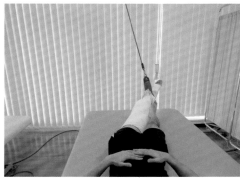

a：利用懸帶的髖關節內收外展運動

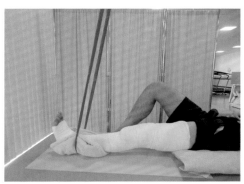
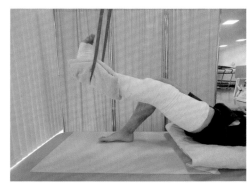

b：利用彈力帶輔助 SLR 與伸展阻抗運動

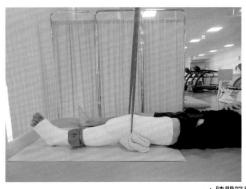
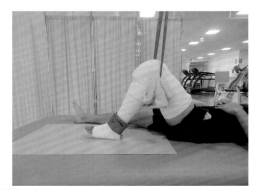

c：膝關節屈曲伸展運動

圖 3-14：腫脹、浮腫管理下的自主訓練

腫脹、浮腫管理下一邊用彈性繃帶加壓一邊運動。可利用懸帶或彈力帶，從簡單低負荷的動作做起，階段性地逐步增加負荷量、次數、時間。
a：利用懸帶的髖關節內收外展運動。
b：利用彈力帶的下肢直膝抬腿運動（SLR）與伸展阻抗運動。
c：利用彈力帶由治療師輔助，進行膝關節自主屈伸運動或等長性收縮。

【参考文献】

1) 遠城寺宗知（編）・他：わかりやすい病理学．南江堂．1991, pp40-54.

2) （現：整形外科リハビリテーション学会）：骨・関節機能障害の見方・考え方．p2-15.

3) 柴田義守：足関節捻挫のスポーツ現場での診断法．実践スポーツクリニック スポーツ外傷・障害とリハビリテーション．福林 徹（編）・他：文光堂．1999, pp122-127.

4) 鹿倉二郎：再発防止、救急処置のためのテーピング法．実践．スポーツクリニック スポーツ外傷・障害とリハビリテーション．福林 徹（編）・他：文光堂．1999, pp128-130.

5) 井原秀俊：関節水症は大腿四頭筋を抑制する．老いを内包する膝 早期診断と早期治療．全日本病院出版会．2010, pp18-25.

6) Stoks M, Young A:The contribution of reflex inhibition to arthrogenous muscle weakness. clin Sci 67:7-14, 1984.

7) 松田圭二・他：特集 関節水症の病態と治療 関節水症に対する理学療法．関節外科．vol. 20（4）:464-469, 2001.

8) Fahrer H, et al:knee effusion and reflex inhibition of the quadriceps;a bar to effective training. J Bone Joint Surg 70-B: 635-638, 1988.

9) 後藤眞：特集 関節水症の病態と治療 関節水症の薬物療法．関節外科, vol. 20（4）:475-479, 2001.

10) 松本正知：骨折の機能解剖学的運動療法－その基礎から臨床まで－ 総論・上肢．2015, pp24-28.

11) 林典雄：膝関節伸展機構の機能解剖と膝関節拘縮治療への展開．愛知県理学療法士会誌．Vol. 3:8-16, 2004.

12) 林典雄：膝関節拘縮に対する運動療法の考え方～膝関節伸展機構との関連を中心に～．The Journal of Clinical Therapy（臨床理学療法研究会）．Vol. 8:1-11, 2005.

13) 林典雄：運動療法のための運動器超音波機能解剖 拘縮治療との接点．第1版．文光堂．2015, pp2-6.

14) 福井尚志 :topics アイシングはなぜ有用か．実践スポーツクリニック スポーツ外傷・障害とリハビリテーション．福林 徹（編）・他：文光堂．1999, pp35.

15) （編）岐阜アスレティックリハビリテーション研究会．代表 松岡敏男・他：知っておきたい スポーツ医科学 第6章スポーツによるケガと病気．発行 岐阜新聞社．2002, pp66-67.

16) 村木良博：バスケットボールでの復帰までのメニューの組み立て実践スポーツクリニック スポーツ外傷・障害とリハビリテーション．福林 徹（編）・他：文光堂．1999, pp144-150.

17) 藤井均：ラグビーでの復帰までのメニューの組み立て．実践スポーツクリニック スポーツ外傷・障害とリハビリテーション．福林 徹（編）・他：文光堂．1999, pp183-187.

18) 整形外科リハビリテーション学会（編）：人工膝関節置換術に対する皮膚操作を中心とした可動域訓練. 関節機能解剖学に基づく整形外科運動療法ナビゲーション 下肢. メジカルビュー社. 2014, pp136-139.

19) Hideo Nakajima, et al:ANATOMICAL STUDY OF SUBCUTANEOUS ADIPOFASCIAL TISSUE:A CONCEPT OF THE PROTECTIVE ADIPOFASCIAL SYSTEM（PAFS）AND LUBRICANT ADIPOFASCIAL SISTEM（LAFS）. Scand J Plast Reconstr Surg Hand Surg 38:261-266, 2004.

20) 今西宣晶：機能的観点からみた脂肪筋膜組織の解剖学的研究. 慶応医学 71（1）:T15-T33, 1994.

第 4 章
膝關節屈曲受限的評估與治療法

第4章　膝關節屈曲受限的評估與治療法

1.膝關節屈曲受限的考量方法

要想順利改善膝關節屈曲受限，必須針對在可動範圍運動中，產生疼痛為首的各種症狀充分評估，觀察是起因於伸展結構相關組織，還是起因於其他以外的組織再進行處理。筆者將膝關節屈曲受限的起因分為以下主要3點，對應這些起因施行運動治療。

・起因於構成伸展結構的組織沾黏或縮短。
・起因於包含半月板在內的後方組織夾擠。
・起因於伴隨關節內壓及肌內壓上升而來的疼痛。

臨床上會遇到的屈曲受限，從無法屈曲到90度的重度病例，到蹲踞或跪坐等深屈曲受限的病例都有，患者受限程度各式各樣。不管受限程度如何，都要確實地評估膝關節屈曲受限的要因，再進展到治療，這是臨床上最重要的事。

2.膝關節屈曲受限的缺點

膝關節屈曲運動對走路、上下樓梯、坐下為首，到蹲踞、蹲下、跪坐等日本文化特有的日常生活而言，是必要的運動。此外，由於膝關節屈曲受限，會引起同側的髖關節、踝關節或對側的代償動作，因此患者合併有脊椎疾病，或軟組織著骨點障礙等慢性疼痛者也不在少數，視其程度而定。

再者，日常生活各動作必要的膝關節可動範圍，已在第2章「1-4）日常生活活動與膝關節可動範圍」一項介紹過，歡迎各位參閱。

3.針對皮膚、皮下組織的評估與治療法

1）起因於皮膚、皮下組織的攣縮特徵

淺野教授詳細報告了伴隨膝關節屈曲運動的皮膚延展性特徵[2]（圖4-1、2），他各自在（a）大腿前面；（b）髕上囊處；（c）髕骨處；（d）髕韌帶處取2點並調查其距離變化，該報告的內容在皮膚的評估及治療時值得參考。

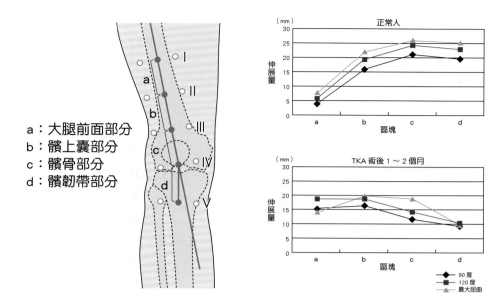

a：大腿前面部分
b：髕上囊部分
c：髕骨部分
d：髕韌帶部分

圖 4-1：皮膚伴隨膝關節屈曲，往長軸方向的伸展（引用改變自文獻1、2）

以髕骨尖部到脛骨粗隆的距離為基準，沿著大腿長軸往近端用相同距離畫3個記號。各區塊從近端起依序為
（a）大腿前面；（b）髕上囊處；（c）髕骨處；（d）髕韌帶處，各自往記號的內外側方向設定基準距離，作
為區塊Ⅰ～Ⅴ。

皮膚伴隨膝關節屈曲往長軸方向延展的情況在b、c、d處會隨著屈曲明顯拉伸。TKA術後在c、d的拉伸
少，由a、b的近端代償。

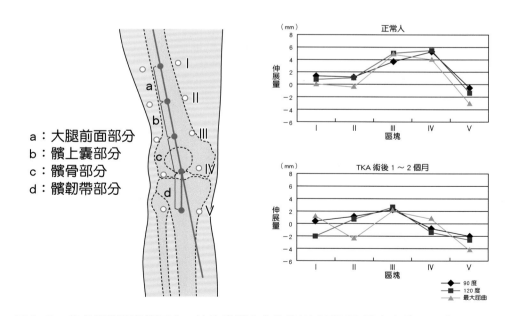

a：大腿前面部分
b：髕上囊部分
c：髕骨部分
d：髕韌帶部分

圖 4-2：皮膚伴隨膝關節屈曲，往內外側方向的伸展（引用改變自文獻1、2）

皮膚伴隨膝關節屈曲，往內外側方向的伸展在髕骨部分（Ⅲ、Ⅳ）很大，其他部分幾乎沒有變化。有報告指
出，TKA術後整體橫向的拉伸變小，特別的是最大屈曲時Ⅱ與Ⅴ（髕骨兩端）處的伸展反而會變小。

關於皮膚伴隨膝關節屈曲往長軸方向的伸展情況，首先請看圖4-1。正常人在髕上囊處、髕骨處、髕韌帶處會大幅受到拉伸。另一方面，全膝關節置換術（TKA）術後的患者身上，則能見到從髕骨到髕韌帶處的伸展減少，由髕上囊處、近端大腿前面的皮膚進行代償（圖4-1）。

接著說明皮膚伴隨膝關節屈曲，往內外側方向的伸展情況，請看圖4-2。正常人從髕上囊處到髕骨處的皮膚大幅受到拉伸，其他部分幾乎沒有變化。另一方面，TKA術後的患者身上，則能見到整體的皮膚伸展距離變小，最大屈曲位下，髕骨近端與遠端的伸展距離反而縮小了（圖4-2）[1、2]。

2）皮膚、皮下組織的評估

此處以TKA術後患者當範例，來說明如何評估皮膚的伸展情況及皮下組織的滑動性。

①手術傷口移動性的評估

首先評估TKA術後，能否將患者手術傷口周圍的皮膚，與長軸（縱向）同方向捏起來（圖4-3）。

接著從兩端捏起手術傷口，直接往上方、下方、內側、外側移動，評估其移動性（圖4-4）。評估的指標要將傷側與健側膝蓋皮膚相比較，觀察左右差異。

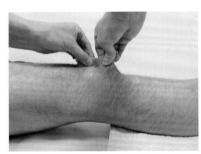

a：長軸（縱向）捏起

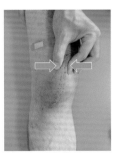

b：手術傷口近端

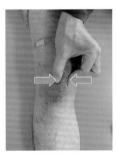

c：手術傷口中間

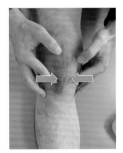

d：手術傷口遠端

圖4-3：手術傷口的評估

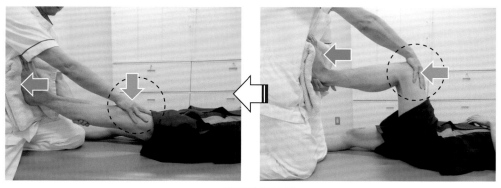

a：從屈曲變伸展

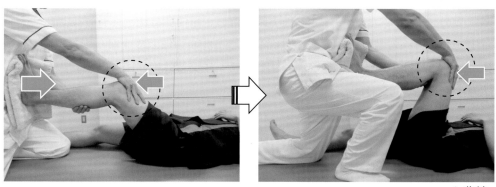

b：從伸展變屈曲

➡ 收縮
➡ 操作

圖4-9：針對皮膚、皮下組織的徒手滑動操作

a：用治療師的掌面固定住皮膚的移動，再促使股四頭肌收縮，藉此改善皮下組織與肌腹之間的滑動性。
b：用治療師的手掌「大面積」固定住皮膚的移動，在患者腳底抵住治療師軀幹前面的狀態下，用外力屈曲髖關節與膝關節，藉此促使股四頭肌收縮，改善皮下組織之間的滑動性。

1）保護性收縮

　　保護性收縮是為了保護身體所產生的持續性肌肉收縮，能固定關節、避免疼痛。因此如果能順利解除保護性收縮，便可擴大可動範圍，但是如果無法解除，可動範圍會長期受限，再加上與周圍組織所產生的沾黏，攣縮便愈加嚴重。

① 產生保護性收縮的部位

　　產生保護性收縮的部位分為遍及全身肌肉、遍及下肢整體肌肉，或者僅限於單關節肌等等，各種情況都有。膝關節處大多是以股直肌或闊筋膜張肌為代表的雙關節肌肌肉緊繃，再參雜著股內側肌、股外側肌、股中間肌等單關節肌肌肉緊繃。在術後2週以內的急性期中，伴隨修復過程的沾黏輕微，如果這時候處於屈曲可動範圍受限的狀態，可想見是可動範圍受限的要因之一——肌肉的保護性收縮。

②保護性收縮的評估

　　評估保護性收縮時，要確認有無靜止時疼痛及運動時疼痛，以及能否用外力將髕骨往遠端移動（圖4-10a）。此外，在左右膝關節維持屈曲相同角度的狀態下，要確認伸肌張力有無差異（圖4-10b），並評估肌腹及肌間的壓痛差異（圖4-10c）[註1]。不僅如此，還要掌握自主屈曲運動時的伸肌鬆弛程度，綜合判斷保護性收縮的程度（圖4-10d）。

③保護性收縮的治療

　　治療保護性收縮時，盡可能不引起疼痛的仔細操作是基本。保護性收縮的原因是運動所產生的各種疼痛，在急性期時，也有必要視患者情況，選擇於血液中鎮痛藥濃度最高的時間帶進行處置。

　　保護性收縮的具體治療方法方面，讓患者發現伴隨運動的疼痛並沒有自己想像的那麼嚴重，選擇將注意力轉移到患部以外的技巧很重要，基於這點，選擇以下介紹的方法，便能輕鬆抑制保護性收縮。再者，此時應該使用的運動治療，如果選擇交互抑制或自體抑制（autogenic inhibition，也稱為Ib抑制、自生抑制 、自主抑制 ）等，發揮抑制突觸機轉的方法，效果會更好[3~5]。下列介紹幾個範例。

[註1]　肌肉的攣縮有縮短與痙攣兩種情況，最大的不同在於肌肉縮短時不會有壓痛，而痙攣則伴隨著壓痛。保護性收縮視肌肉處於痙攣的狀態，會伴隨壓痛。

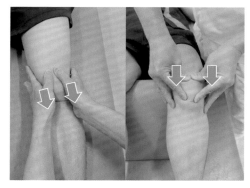

a：確認髕骨能否用外力往遠端移動

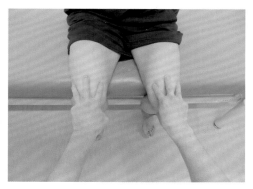

b：評估伸肌張力

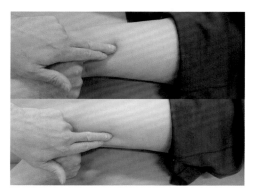

c：評估肌腹、肌間的壓痛

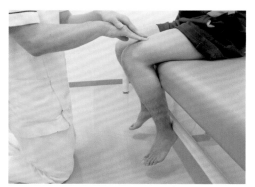

d：評估自主屈曲運動時的伸肌鬆弛程度

圖4-10：保護性收縮的評估

a：評估保護性收縮時，要以外力確認髕骨能否往遠端移動。
b：在維持左右膝關節相同屈曲角度的狀態下，評估伸肌張力差異。
c：評估肌腹及肌間的壓痛差異。
d：也要掌握自主屈曲運動時的伸肌鬆弛程度等，綜合判斷保護性收縮的程度。

i）從髖關節開始運動

為了徹底管理腫脹、浮腫，應盡力抑制起因於腫脹的各種疼痛（皮膚、關節內壓、肌內壓等）產生，並施行前處理（請參照第3章圖3-12）。

術後早期如果直接碰觸膝關節，大多會增加患者的不安，強化保護性收縮。這種情況下，最好以固定在膝關節伸展位的狀態下，施行髖關節的內收外展及屈曲伸展運動，讓患者認知到活動下肢也沒有問題。除此之外，針對臀大肌、闊筋膜張肌、髂脛束之間的纖維連結、髂脛束與股外側肌之間的纖維連結、內收大肌與股內側肌之間的纖維連結等，可利用髖關節運動舒緩肌肉，是重要的解剖學特徵（圖4-11）。

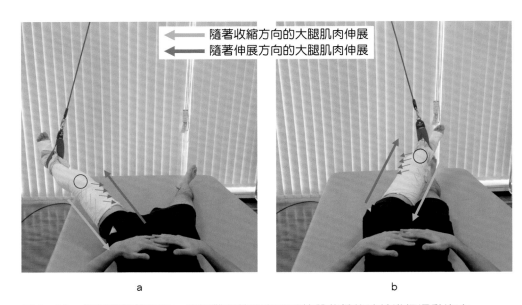

隨著收縮方向的大腿肌肉伸展
隨著伸展方向的大腿肌肉伸展

a　　　　　　　　　　　　　　　b

圖4-11：透過髖關節運動，利用雙關節肌與單關節肌的纖維連結進行運動治療

a：髖關節外展：闊筋膜張肌的收縮，可藉由髂脛束拉伸股外側肌。內收大肌的伸展可拉伸股內側肌。
b：髖關節內收：內收大肌的收縮可拉伸股內側肌。闊筋膜張肌的伸展可藉由髂脛束拉伸股外側肌。

ii）針對股四頭肌在冠狀面上的徒手操作

以股骨為中心，讓股四頭肌整體在冠狀面上活動。這個方法的目的是改善股內側肌、股中間肌與股骨之間的滑動性，以及改善股外側肌與股中間肌之間的滑動性，不用膝關節屈曲便能舒緩股四頭肌的緊繃，所以也能減少患者對疼痛的不安（圖4-12）。

iii）利用髖關節屈曲擴大膝關節屈曲可動範圍

治療師在維持患者小腿水平的狀態下，讓患者有意識地進行髖關節屈曲運動，可同時獲得膝關節屈曲可動範圍。利用髖關節屈曲運動，能轉移患者對膝關節的注意力，降低疼痛的自覺程度。此時讓健側髖關節屈曲，可獲得骨盆後傾增加的可動範圍，結果也會擴大膝關節可動範圍（圖4-13）。

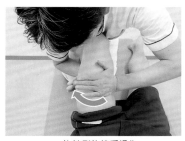
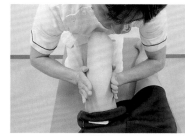
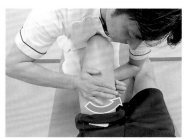

a：往外側的徒手操作　　　b：起始姿勢　　　c：往內側的徒手操作

圖4-12：股四頭肌在冠狀面上的運動

用髖關節屈曲幾乎受限的角度，以股骨為中心，徒手讓股四頭肌整體在冠狀面上活動。如果壓迫力道弱，會變成只有皮膚在運動，無法舒緩肌肉。

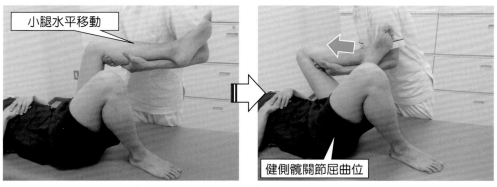

小腿水平移動

健側髖關節屈曲位

健側髖關節屈曲位下，患側膝關節屈曲運動

圖4-13：利用髖關節屈曲的膝關節屈曲運動

治療師在維持患者小腿水平的狀態下，讓患者有意識地進行髖關節屈曲運動，可同時獲得膝關節屈曲可動範圍。如左圖屈曲健側髖關節，可獲得骨盆後傾增加的髖關節屈曲範圍，也能擴大膝關節的屈曲可動範圍。

iv）利用自體抑制

股內側肌、股外側肌、股中間肌的起端在大腿後面。治療師從大腿後方插入手指，直接拉伸附著於粗線內側唇、粗線外側唇的肌纖維，努力減輕肌肉緊繃（圖4-14、15）。

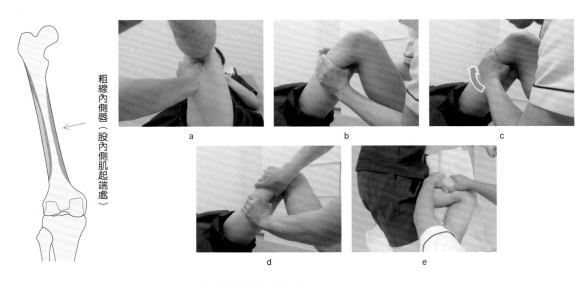

圖4-14：針對股內側肌大腿後面起端處的自體抑制

針對股內側肌大腿後面起端處施行自體抑制時，要有如包覆住大腿後肌群內側般抓住肌肉，讓治療師的拇指陷入肌肉中直到碰到骨頭。將抓住的股內側肌肌腹在冠狀面上，往前方轉動般拉伸，減輕肌肉張力（a、b、c）。適度改變治療師拇指的位置，重複同樣步驟。有時治療師可用雙手抓住股內側肌，進行同樣的操作，視情況而定（d），也可以用側臥位操作（e）。

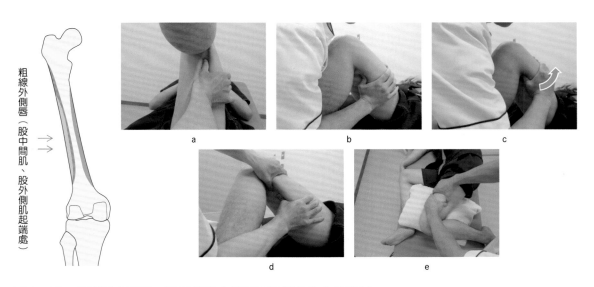

圖4-15：針對股中間肌、股外側肌大腿後面起端處的自體抑制

針對股中間肌、股外側肌大腿後面起端處施行自體抑制時，要有如包覆住大腿後肌群外側般抓住肌肉，讓治療師的拇指陷入肌肉中直到碰到骨頭。將抓住的股中間肌、股外側肌肌腹在冠狀面上往前方轉動般拉伸，減輕肌肉張力（a、b、c）。適度改變治療師拇指的位置，重複同樣步驟。有時治療師可用雙手抓住股中間肌、股外側肌進行同樣的操作，視情況而定（d），也可以用側臥位操作（e）。

如果膝關節周邊的疼痛減少，能獲得一定的屈曲角度了，則用該角度進行股四頭肌等長性收縮，期待肌肉放鬆（hold relax，維持－放鬆效果）（圖4-16）。

v）利用交互抑制

如果膝關節周邊的疼痛減少，能獲得一定的屈曲角度了，則在不會疼痛的範圍內反覆膝關節屈曲運動的等張性收縮，利用交互抑制來減緩肌肉張力（圖4-17）。

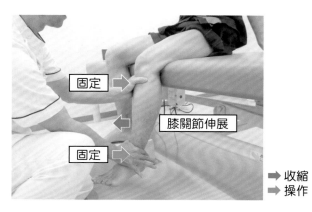

圖4-16：利用自體抑制、股四頭肌的等長性收縮抑制肌肉張力
將小腿的近端及遠端固定在逼近屈曲受限的角度，施行股四頭肌的等長性收縮。之後放鬆肌肉時，便能擴大屈曲範圍。

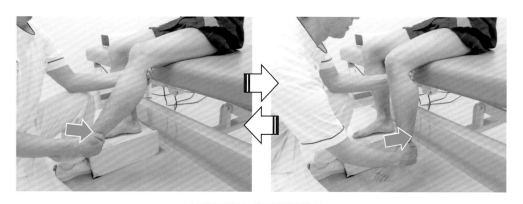

膝關節屈曲的等張性收縮

圖4-17：利用交互抑制來抑制股四頭肌的肌肉張力
治療師的手抵住患者小腿近端及遠端後面，在不會疼痛的可動範圍內，反覆等張性的屈曲運動。

2）伸展不全

　　膝關節處所謂的伸展不全（extension lag），指的是自主伸展可動範圍，無法到達被動伸展可動範圍的情況，也有部分書籍寫的是「最後10度」或「能順利伸展的角度」[6、7]。如果膝關節伸展不全，會引起步行姿勢惡化（屈曲位步行、伸展位步行）、增加膝關節不穩定性、容易感覺疲勞、活動性低下、上下樓梯動作困難、變形性關節炎惡化等問題[7]。

①伸展不全的要因

　　膝關節伸展不全患者的主訴大多能聽到股四頭肌「沒力氣收縮」、「不知道怎麼收縮」、「髕骨拉不起來，也沒辦法讓它動」、「膝蓋無法伸直」等說法，這種現象代表肌肉收縮到最大縮短位的功能，也就是近端收縮距離（proximal amplitude）並不充分。無法滿足此功能的要因分為原發性要因與續發性要因。

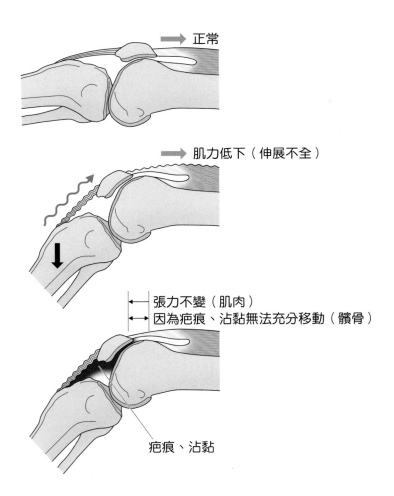

圖 4-18：伸展不全的要因
要確實評估是因為股四頭肌的肌力，無法將髕骨往近端方向拉到底所產生的伸展不全，還是因為伸展結構遠端處的疤痕、沾黏，限制了髕骨往近端移動所產生的伸展不全。

伸展不全的原發性要因有：反射抑制（reflex inhibition）、腫脹或浮腫、伸展結構損傷、疼痛等等。伸展不全的續發性要因則有：肌力低下（廢用症候群）、沾黏或疤痕等等。一旦伸展不全的原發性要因——肌肉收縮不全長期化時，則肌力低下（廢用症候群）或沾黏等續發性要因也會變得嚴重，想改善就會變得困難（圖4-18）。因此以下將說明伸展不全的評估與治療法。

②伸展不全的評估

如果要因為肌力低下（廢用症候群），即使伸展可動範圍及髕骨可動性沒有問題，也沒有辦法將髕骨往近端方向拉到底。此時重要的評估除了要確認能以外力將髕骨充分拉往近端，還要讓股四頭肌收縮，觀察髕骨往近端移動的距離（圖4-19）。

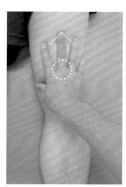 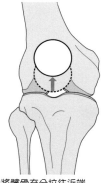 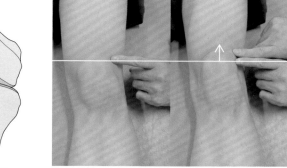

a：首先要確認能以外力將髕骨充分拉往近端　　　　　b：收縮前與收縮後，髕骨往近端方向移動的距離

髕骨往近端移動的距離比健側還要少

圖4-19：伸展不全的評估（要因為肌力低下的情況）

a：首先要確認能以外力將髕骨充分拉往近端。
b：之後讓股四頭肌收縮，觀察到髕骨往近端移動的距離比健側還要少。

如果要因為沾黏或疤痕，伸展結構遠端處的沾黏或疤痕，使得伴隨肌肉收縮的髕骨往近端移動距離不足，結果就是張力無法往脛骨粗隆傳遞。此時不僅要評估以外力將髕骨往近端方向的移動是否受到限制，還要評估即使股四頭肌的收縮張力能傳遞到髕骨近端處，遠端處也無法確認其張力的情況[7、8]（圖4-20）。

③伸展不全的治療
ⅰ）如果要因為肌力低下（廢用症候群）
　　如果難以獲得股四頭肌的肌肉收縮，則利用雙關節肌的股直肌屈曲髖關節作用，確認髕骨往近端移動的同時，還能接續做股四頭肌原位運動（quadriceps setting，以下稱原位運動）（圖4-21）。接著透過治療師操作髕骨，誘發股四頭肌的肌肉收縮。具體方法是：以髕骨從外上方往內下方下降（depression）的狀態進行原位運動，能促使股外側肌與股中間肌收縮；以髕骨從內上方往外下方下降的狀態進行原位運動，能促使股內側肌收縮；將髕骨從上方往下方拉並進行原位運動，則能促使股中間肌收縮[9~12]（圖4-22）。

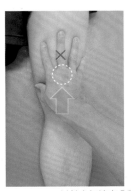
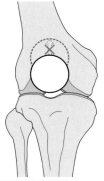
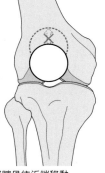
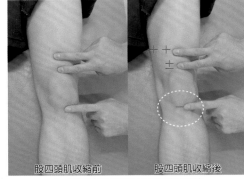

股四頭肌收縮前　　　　　股四頭肌收縮後

a：以外力無法充分將髕骨往近端移動　　　b：肌肉的張力無法傳遞到髕骨遠端

＋＋：能觸摸到強大的張力　　＋：能觸摸到稍弱的張力　　±：只能觸摸到些許張力　　－：觸摸不到張力

圖4-20：伸展不全的評估（要因為沾黏或疤痕的情況）
a：如果要因為沾黏或疤痕，以外力將髕骨往近端方向移動時，要確認其移動距離少於健側。
b：此外，讓股四頭肌收縮時，要確認即使收縮張力能傳遞到髕骨近端處，也無法傳遞到髕骨遠端處。

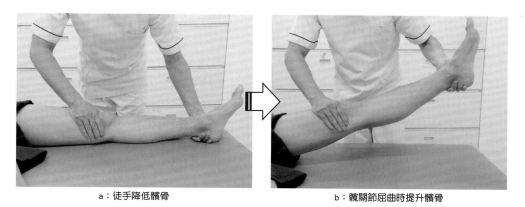

a：徒手降低髕骨　　　　　　b：髖關節屈曲時提升髕骨

圖 4-21：利用股直肌收縮治療伸展不全

a：圖為利用股直肌收縮治療伸展不全。治療師一手降低患者髕骨，另一手維持小腿姿勢。
b：隨著髖關節自主屈曲，放開髕骨上的手，讓患者重新學習髕骨的提升運動。

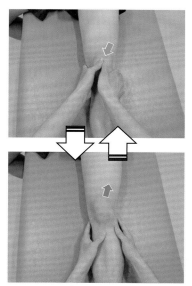 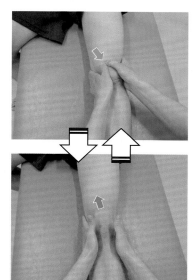 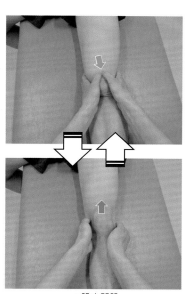

a：股外側肌、股中間肌　　　　b：股內側肌　　　　c：股中間肌

➡ 收縮
➡ 操作

圖 4-22：利用髕骨運動治療伸展不全

這是沿著各大腿肌肉纖維方向降低患者髕骨，配合肌肉收縮的時機誘發髕骨運動，獲得個別肌肉收縮的方法。

最後必須設定相當於徒手肌力測試階段3（fair）的負荷量。藉由將髖關節改變成內轉位或外轉位，能減輕施加於小腿的重力負荷。此時在控制小腿重量的狀態下，反覆進行到膝關節伸展終末範圍的運動（圖4-23）。此外，這個改變髖關節轉動姿勢的方法，也能利用重力對小腿施加內翻或外翻應力，比方說以髖關節外轉位伸展膝關節，膝關節內側部分會由於小腿外翻拉開距離，因此隨著伸展運動能提高股內側肌的收縮。再者，以髖關節內轉位伸展膝關節，膝關節外側部分會由於小腿內翻拉開距離，因此隨著伸展運動能提高股外側肌、股中間肌外側部分的收縮。針對大腿肌肉進行個別收縮訓練之後，最好讓髖關節回到旋轉中間位，反覆膝關節自主伸展運動。

如果能維持伸展終末範圍，在極力排除股直肌收縮的狀態下，進展到努力維持膝關節伸展位。具體來說，要針對股直肌的肌腱交接處，徒手壓迫並往近端方向拉伸，讓股直肌處於自體抑制的狀態下，增加大腿肌群的收縮（圖4-24）。

接著配合患者設定能在伸展終末範圍維持肌肉收縮的時間，再加上維持自主收縮下的小腿姿勢、輔助自主運動及輕度的阻抗運動，逐步改善伸展不全的情況[11、12]（圖4-25）。

ii）如果要因為沾黏或疤痕

臨床上經常可見到即使膝關節屈曲位下保有肌力，卻仍殘存伸展不全的患者。這類患者的髕骨往近端方向移動大多會受到限制，可認為是因為髕骨周圍組織的沾黏或疤痕造成的伸展不全殘留。

如果因為沾黏或疤痕使髕骨運動受限，要優先改善髕骨周邊的沾黏。妨礙髕骨往上方移動的沾黏或疤痕可想見有：髕支持帶的沾黏、髕上囊與髕骨之間產生的沾黏或疤痕、髕骨上脂肪墊、股骨前脂肪墊、髕骨下脂肪墊等脂肪墊的沾黏等等。關於這些組織的沾黏或疤痕，會在本章的「6.髕支持帶的評估與治療法」、「7.髕上囊的評估與治療法」、「8.脂肪墊的評估與治療法」詳細說明。

如果伸展不全殘留的要因為髕骨周圍組織的沾黏或疤痕，改善上述組織的沾黏或疤痕，應該能改善伸展不全的情況。

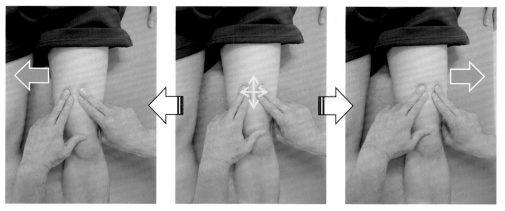

a：膝關節肌表層

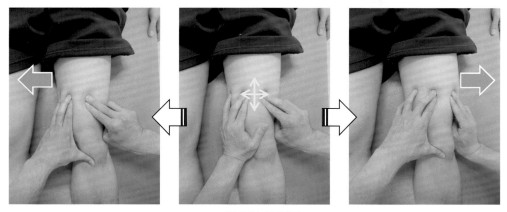

b：膝關節肌深層

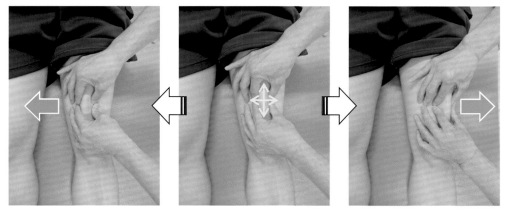

c：抓起膝關節肌的操作

圖 4-32：針對膝關節肌的徒手操作

a：在膝關節肌的位置與寬度範圍內，治療師用兩隻手指按壓一橫指的深度，再往上下內外方向移動。

b：在膝關節肌的位置與寬度範圍內，治療師用兩隻手指按壓到骨頭的深度，再往上下內外方向移動。

c：在膝關節肌的位置與寬度範圍內，從骨頭附著處抓起肌肉。

股直肌的肌腱交接處附近為起端的基準，想像膝關節肌的3層結構，往內、外側方向維持並改善其柔軟度，再加上徒手抓起膝關節肌的操作，以改善各層之間的沾黏。

4

膝關節屈曲受限的評估與治療法

109

③能施行膝關節運動時的操作

以下介紹幾個能施行膝關節運動時的操作：

i）考量肌纖維角的方法

股內側肌的肌纖維角在往股直肌的交接處高度平均為25.6度，在髕骨上緣的高度平均為32.7度，在髕骨下緣的高度平均為40.8度。根據此特徵，為了盡量讓治療部位的肌纖維角與髕韌帶的長軸一致，要調整髖關節內轉、膝關節屈曲、小腿外轉、外翻，以等長性收縮的狀態進行膝關節伸展運動（圖4-33）。在各纖維方向收縮後，便能擴展膝關節屈曲可動範圍。有時會沿著纖維方向徒手拉伸肌肉，視情況而定。

另一方面，股外側肌在往股直肌的交接處高度平均為21.6度，在髕骨中央的高度平均為27.3度，比股內側肌稍呈銳角。同樣的，為了盡量讓治療部位的肌纖維角與髕韌帶的長軸一致，要調整髖關節外轉、膝關節屈曲、小腿內轉、內翻，以等長性收縮的狀態進行膝關節伸展運動[21、22]（圖4-34）。在各纖維方向收縮後，便能擴展膝關節屈曲可動範圍。有時會沿著纖維方向徒手拉伸肌肉，視情況而定。

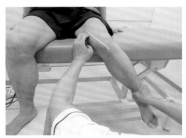 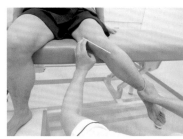 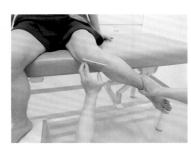

a：股直肌交接處高度　　　　　　b：髕骨上緣高度　　　　　　c：髕骨下緣高度

圖4-33：股內側肌肌纖維角與肌肉收縮
為了盡量讓股內側肌肌纖維角與髕韌帶的長軸一致，要調整髖關節的姿勢，以等長性收縮的狀態進行膝關節伸展運動。

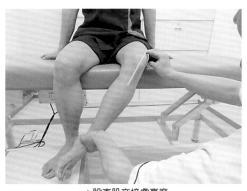 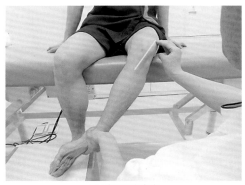

a：股直肌交接處高度　　　　　　　　　　b：髕骨中央高度

圖4-34：股外側肌肌纖維角與肌肉收縮
為了盡量讓股外側肌肌纖維角與髕韌帶的長軸一致，要調整髖關節的姿勢，以等長性收縮的狀態進行膝關節伸展運動。

ii）從髕骨正上方施加阻抗誘導肌肉收縮的方法

　　股內側肌是從內上方往外下方下降的位置抓住髕骨，指示患者膝關節伸展的同時，進行1～2秒的等長性收縮後再進行等張性收縮。同樣的，股中間肌是從正上方往下方下降的位置抓住髕骨，進行1～2秒的等長性收縮後再進行等張性收縮。股中間肌外側部分及股外側肌，則是從外上方往內下方下降的位置抓住髕骨，進行1～2秒的等長性收縮後，再進行等張性收縮（圖4-35）。在各纖維方向收縮後，便能擴展膝關節屈曲可動範圍。有時會沿著纖維方向徒手拉伸肌肉，視情況而定。

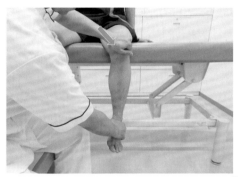
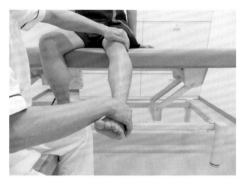

a：股內側肌

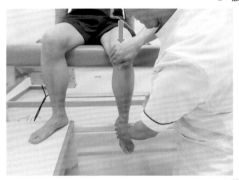
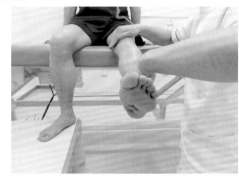

b：股中間肌

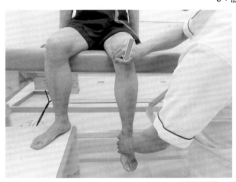
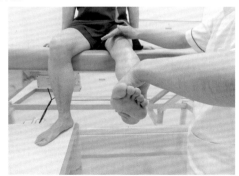

c：股外側肌、股中間肌（外側部分）

圖4-35：對髕骨施加阻抗的肌肉收縮

a：股內側肌是從內上方，b：股中間肌是從正上方，c：股中間肌外側部分及股外側肌是從外上方下壓髕骨，治療師抓住該位置，指示患者膝關節伸展的同時，進行1～2秒的等長性收縮後再進行等張性收縮。

iii）結合髖關節運動的方法

結合使用懸帶的髖關節內收外展運動，能引導出股內側肌、股外側肌的收縮與伸展。

股內側肌也有一部分起於內收大肌，因此藉由一邊外展髖關節一邊伸展膝關節，可提高起端的穩定性，增加股內側肌的收縮。接著拉伸股內側肌與內收大肌的連接處，能期待自體抑制的效果，也能有效改善延展性。再加上反覆髖關節外展運動，可舒緩闊筋膜張肌、臀中肌的肌肉緊繃，改善髂脛束的僵硬。

此外，股外側肌也有一部分起於髂脛束，因此藉由一邊內收髖關節一邊伸展膝關節，使髂脛束緊繃的同時也能增加股外側肌的收縮。除此之外，還能期待股外側肌與髂脛束連接處自體抑制的效果，有效改善延展性。再加上反覆髖關節內收運動，可舒緩股內側肌、內收大肌的肌肉緊繃[17、18]（圖4-11、36）。

iv）發揮股直肌自體抑制作用的方法

股直肌的肌腱交接處位於髕骨往近端6～7 cm的地方，伸展刺激此部分會刺激肌腱高基氏體，引起對股直肌的自體抑制作用（圖4-37）。拉伸肌腱交接部位並維持膝關節伸展位，能提高大腿肌群的活動（圖4-24）。

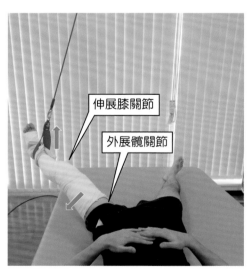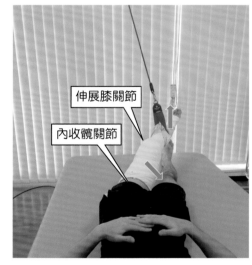

a：外展髖關節的同時伸展膝關節　　　　b：內收髖關節的同時伸展膝關節

圖4-36：結合髖關節與膝關節運動的肌肉收縮

a：使用懸帶，讓患者自主外展髖關節的同時伸展膝關節。
b：使用懸帶，讓患者自主內收髖關節的同時伸展膝關節。

④徒手拉伸股直肌

　　將股直肌擺成前面解說過的評估姿勢，適度結合膝關節伸展的等長性收縮及等張性收縮，努力放鬆肌肉，之後再施行被動屈曲膝關節來拉伸（圖4-38）。

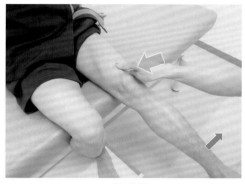
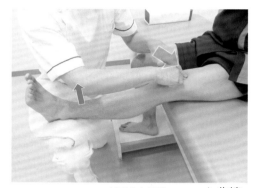

a：自主運動　　　　　　　　　　b：輔助自主運動　　➡ 收縮
　　　　　　　　　　　　　　　　　　　　　　　　　➡ 操作

圖 4-37：股直肌自體抑制作用活化大腿肌群

a：拉伸股直肌的肌腱交接部位，同時要患者維持膝關節伸展位。
b：治療師用大腿支撐患者的小腿。

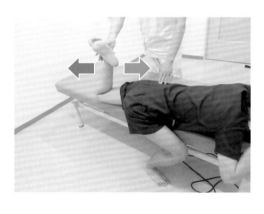
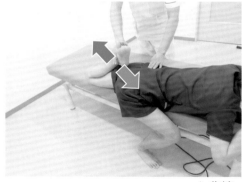

➡ 收縮
➡ 拉伸

圖 4-38：拉伸股直肌

進行膝關節伸展的等長性收縮及等張性收縮，之後再被動屈曲膝關節來拉伸股直肌。

⑤徒手拉伸髂脛束

　　髂脛束並非會收縮伸展的組織，其硬度取決於附著在髂脛束上的肌肉張力。髂脛束上有闊筋膜張肌與臀大肌附著，不過膝關節屈曲可動範圍，卻大大受到闊筋膜張肌的影響。治療時會利用歐柏氏測試（Ober test）的評估姿勢，此時，要下功夫屈曲非檢查側的髖關節、膝關節，將骨盆固定在後傾位。接著，檢查側的下肢以髖關節伸展0度、膝關節屈曲90度，進行內收髖關節拉伸（圖4-39）。

　　再者，利用闊筋膜張肌的肌肉收縮引導出柔軟度，改善髂脛束硬度的方法也很有效。此方法是充分施行髖關節屈曲、外展、內轉運動後，再內收髖關節進行拉伸（圖4-40），不管側臥位或仰臥位都可施行。

⑥徒手拉伸內收大肌肌腱

　　與股內側肌相連的內收大肌肌腱起端在坐骨，由此可知，若想改善內收大肌肌腱的柔軟度，要以膝關節屈曲位將髖關節從屈曲位外展，藉此拉伸內收大肌肌腱。施行時，內收的自主運動與拉伸交替進行（圖4-41）。

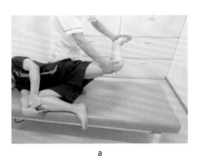 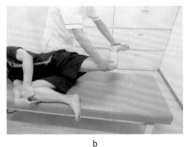 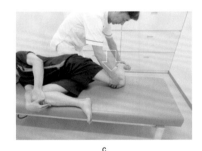

a　　　　　　　　　　　　b　　　　　　　　　　　　c

圖4-39：拉伸髂脛束

a：非檢查側的髖關節、膝關節呈屈曲位，骨盆固定在後傾位。
b：檢查側的下肢髖關節伸展0度，膝關節屈曲90度。
c：內收髖關節進行拉伸。

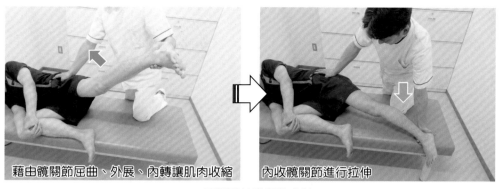

藉由髖關節屈曲、外展、內轉讓肌肉收縮　　　內收髖關節進行拉伸

a：用側臥位進行的方法

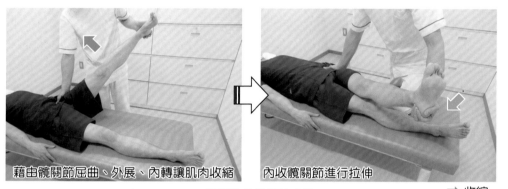

藉由髖關節屈曲、外展、內轉讓肌肉收縮　　　內收髖關節進行拉伸

b：用仰臥位進行的方法

➡ 收縮
➡ 拉伸

圖4-40：拉伸內收大肌肌腱

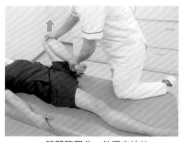

a：髖關節屈曲、外展來拉伸

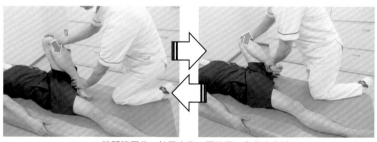

b：髖關節屈曲、外展之後，再伸展、內收來收縮

➡ 收縮
➡ 拉伸

圖4-41：拉伸內收大肌肌腱

以膝關節屈曲位，將髖關節從屈曲位外展，藉此拉伸內收大肌肌腱。

5. 內側副韌帶的評估與治療法

1）內側副韌帶的評估

　　判斷內側副韌帶（以下簡稱為MCL）是否與膝關節屈曲可動範圍受限有關時，基本上會以伴隨被動操作的MCL觸診為中心進行。由於淺層纖維會隨著膝關節屈曲，有如被內上髁捲起般緊繃（請參閱第2章圖2-18），所以此時會評估內上髁前方的壓痛變化，觀察壓痛程度隨著屈曲角度會如何變化（圖4-42），以及是否會因為膝關節的內翻、外翻產生變化（圖4-43）。接下來，MCL會隨著膝關節屈曲往後方移動，然而此時希望各位留意MCL與股骨髁部之間的接觸點變化。一旦MCL與髁部之間有沾黏，便可觸摸到沾黏部位的張力隨著屈曲局部增加的情況（圖4-44）。

2）內側副韌帶的治療法

　　針對MCL攣縮的治療法，基本上可減化成針對MCL本身沾黏造成延展性低下的方法，以及改善MCL與骨頭之間沾黏的方法兩種。前者給人的印象是將重疊的彈簧摺拉開，恢復原來的長度[23]（圖4-45a），後者給人的印象則是將捲在內上髁的部分，或妨礙髁部移動的沾黏剝離（圖4-45b）。

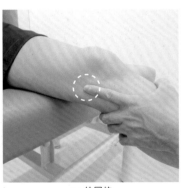 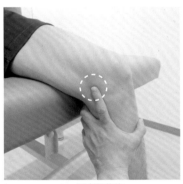 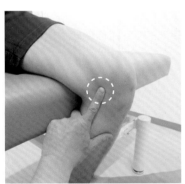

a：伸展位　　　　　　　　　　b：輕度屈曲位　　　　　　　　　　c：屈曲位

圖4-42：內側副韌帶的評估（不同屈曲角度評估壓痛）

評估壓痛程度隨著屈曲角度如何變化。

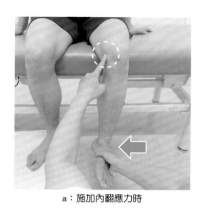 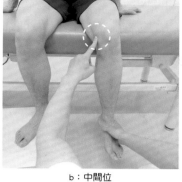 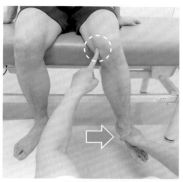

a：施加內翻應力時　　　　　b：中間位　　　　　c：施加外翻應力時

圖 4-43：內側副韌帶的評估（評估內翻、外翻時的壓痛）

評估壓痛程度隨著膝關節的內翻、外翻如何變化。

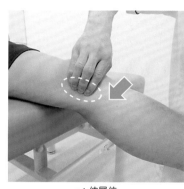 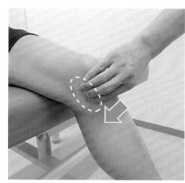 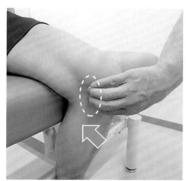

a：伸展位　　　　　b：輕度屈曲位　　　　　c：屈曲位

圖 4-44：內側副韌帶的評估（評估伴隨屈曲角度變化的張力）

如果MCL與髁部之間有沾黏，能觸摸到沾黏部位的張力會隨著屈曲局部提高。

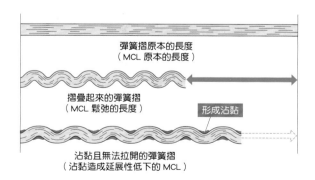

彈簧摺原本的長度
（MCL 原本的長度）

摺疊起來的彈簧摺
（MCL 鬆弛的長度）

形成沾黏

沾黏且無法拉開的彈簧摺
（沾黏造成延展性低下的 MCL）

a：MCL 沾黏造成延展性低下

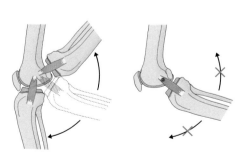

b：MCL 與骨頭之間沾黏

圖 4-45：內側副韌帶沾黏的示意圖（引用改變自文獻18）

①內側副韌帶本身沾黏的延展操作

想改善MCL的延展性，要讓MCL反覆拉伸與鬆弛。訣竅在於一邊改變膝關節屈曲角度，一邊反覆在小腿施加外翻與外轉負荷。施加外翻、外轉負荷拉伸MCL後，再充分內翻、內轉，確實舒緩MCL（圖4-46）。

②內側副韌帶與骨頭之間沾黏的剝離操作

想改善MCL與骨頭之間的沾黏，要在沾黏部位緊繃的角度附近，施加小幅度的屈伸運動來剝離，此時可適度在小腿加上內翻、內轉，一邊精確控制MCL的鬆弛與緊繃，一邊反覆在MCL與骨頭之間施加剪力（圖4-47）。

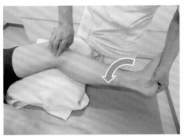 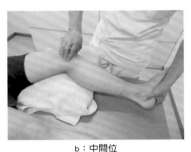 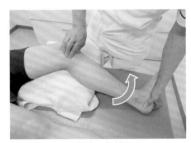

a：內翻、內轉位　　　　　　b：中間位　　　　　　c：外翻、外轉位
可觸摸到 MCL 鬆弛的樣子　　手指貼著 MCL

圖4-46：改善內側副韌帶的延展性
反覆拉伸與鬆弛MCL來改善延展性。

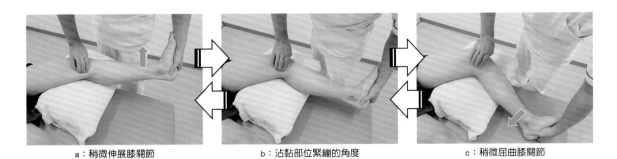

a：稍微伸展膝關節　　　　b：沾黏部位緊繃的角度　　　　c：稍微屈曲膝關節

圖4-47：剝離內側副韌帶與骨頭之間沾黏的方法
在沾黏部位緊繃的角度前後，施加小幅度的膝關節屈伸運動，藉此剝離內側副韌帶與骨頭之間的沾黏。

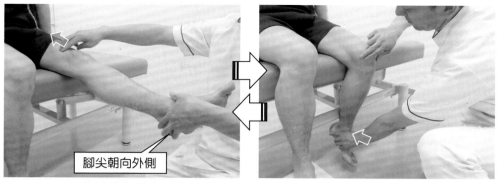

腳尖朝向外側

股內側肌自主收縮　　　　　　　　　　　被動屈曲

a：內側髕支持帶縱向纖維的滑動練習

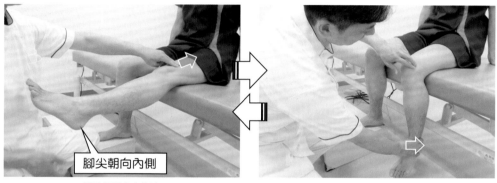

腳尖朝向內側

股外側肌自主收縮　　　　　　　　　　　被動屈曲

➡ 收縮
➡ 操作

b：外側髕支持帶縱向纖維的滑動練習

圖4-54：髕支持帶縱向纖維的滑動練習

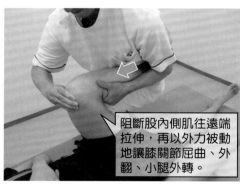

阻斷股外側肌往遠端
拉伸，再以外力被動
地讓膝關節屈曲、內
翻、小腿內轉。

阻斷股內側肌往遠端
拉伸，再以外力被動
地讓膝關節屈曲、外
翻、小腿外轉。

a：內側髕支持帶　　　　　　　b：外側髕支持帶

圖4-55：髕支持帶縱向纖維的徒手滑動操作

②橫向纖維的剝離沾黏操作

　　針對橫向纖維會直接使用前述的評估技術（圖4-51、52、53）。內側橫向纖維方面，是藉由壓迫髕骨外側邊緣，使內側邊緣浮起的傾斜操作，剝離沾黏的同時施加拉伸刺激（圖4-51、52、53）。對內側橫向纖維也一樣，藉由壓迫髕骨內側邊緣，使外側邊緣浮起的傾斜操作，剝離沾黏的同時施加拉伸刺激（圖4-51、52、53）。

　　對於位在比髕骨更遠端的髕支持帶，會藉由按壓髕骨底抬起髕骨尖的傾斜操作，施加拉伸刺激來改善沾黏（圖4-56）。

　　對於連結髂脛束以及外側髕支持帶的纖維束（iliotibial band-patella fiber，ITB-P）[24~26]，會在徒手固定髂脛束往前移動的狀態下，推擠髕骨的內側部分，評估外側部分浮起程度的左右差異。

　　治療ITB-P時，會讓股外側肌高頻率收縮，加上在固定髂脛束的狀態下，使用髕骨的傾斜操作來改善沾黏（圖4-57）。

　　此處介紹所有髕支持帶的治療法，不僅會以膝關節伸展位施行，還要適度變化屈曲角度施行。

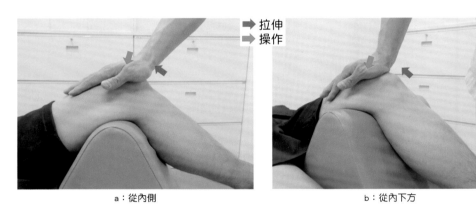

a：從內側　　　　　　　　　　　　　　b：從內下方

圖4-56：針對髕支持帶遠端部位的滑動操作

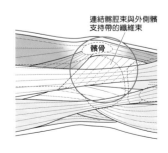

a：沒有固定髂脛束　　　　　　　　　　b：固定髂脛束

圖4-57：ITB-P的徒手拉伸操作

7. 髕上囊的評估與治療法

1）髕上囊的評估

　　呈現膝關節屈曲受限的患者，或多或少都無法忽視髕上囊的影響。髕上囊的尺寸跟手掌差不多，完全沾黏的患者必須動手術。對於髕上囊，會從膝關節伸展位屈曲時，評估髕骨往下移動受限的情況（圖4-58），同時直接用手指壓迫髕上囊的部分，評估其阻抗與滑動情況（圖4-59）。評估時如果事先掌握正常膝關節的髕上囊大小及滑動情況，便能早期發現髕上囊的沾黏形成。此外，使用超音波檢查有助於客觀地評估。

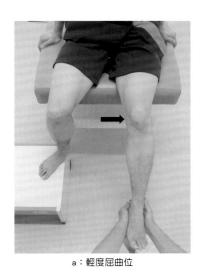
a：輕度屈曲位

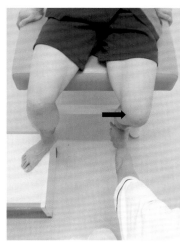
b：90度屈曲位

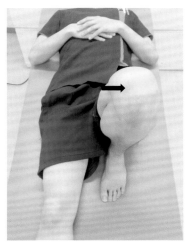
c：深屈曲位

圖4-58：髕上囊往下移動的評估
從膝關節伸展位屈曲時，評估髕骨往下移動受限的情況。

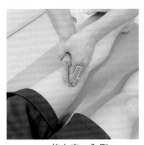
a：往上方、內側

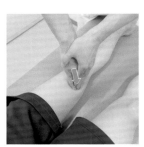
b：往內側、下方

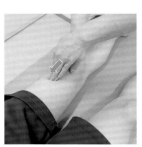
c：往上方、外側

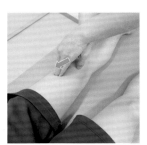
d：往外側、下方

圖4-59：髕上囊的徒手滑動評估
直接用手指評估髕上囊部分的滑動情況。

2）髕上囊的治療法

　　治療髕上囊時，會利用股中間肌及膝關節肌的收縮拉高關節囊（圖4-60），同時藉由皮膚、肌肉像要壓扁物體般，用力壓迫髕上囊部分與骨頭之間固定，並順時針、逆時針地轉動，直接逐漸擴大其活動範圍（圖4-61）。

　　此外，像要拉開股四頭肌與骨頭之間距離般，徒手抓起肌肉的操作也是有效的技術[27、28]（圖4-62）。如果膝關節內有水腫滯留，可利用局部壓迫關節囊移動水腫，如此也能預防關節內沾黏。此操作在超音波觀察下進行較為確實（圖4-63）。

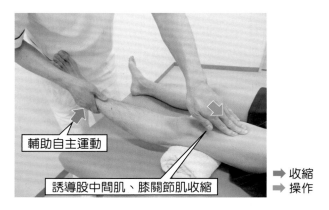

輔助自主運動

誘導股中間肌、膝關節肌收縮

➡ 收縮
➡ 操作

圖4-60：利用股中間肌、膝關節肌的收縮拉高關節囊

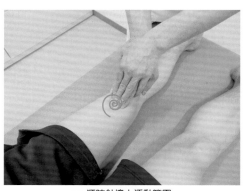 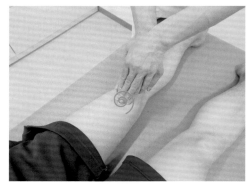

a：順時針擴大活動範圍　　　　　　　　　　b：逆時針擴大活動範圍

圖4-61：髕上囊的徒手滑動操作

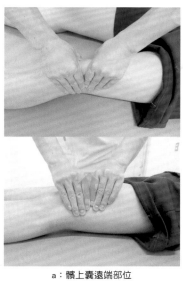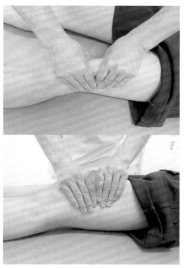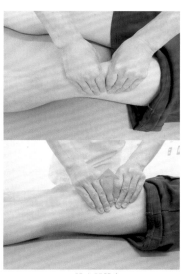

| a：髕上囊遠端部位 | b：髕上囊處 | c：股中間肌處 |

圖 4-62：髕上囊的徒手抓起操作

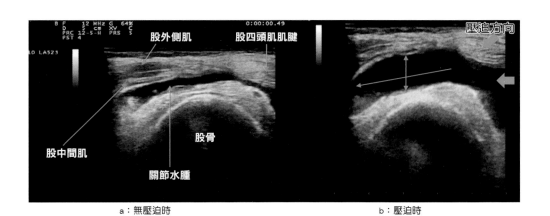

| a：無壓迫時 | b：壓迫時 |

圖 4-63：藉由局部壓迫髕上囊預防關節內沾黏（超音波影像）

8.脂肪墊的評估與治療法

　　無論屈曲、伸展，脂肪墊都是可動範圍受限的重要組織，必須進行評估及治療。膝關節處重要的脂肪墊有：髕骨上脂肪墊、股骨前脂肪墊、髕骨下脂肪墊，以下將介紹這些脂肪墊的評估與治療法。

1）脂肪墊的評估
①髕骨上脂肪墊的評估
　　髕骨上脂肪墊（請參閱第2章圖2-62）大多會成為深屈曲可動範圍的限制因素。確認髕骨底浮起狀態的同時，要壓迫位於髕骨正上方的脂肪墊部分，評估其下陷的量。如果髕骨底浮起少、髕骨上脂肪墊沒有下陷或下陷少，則懷疑是髕骨上脂肪墊的柔軟度低下（圖4-64、65）。

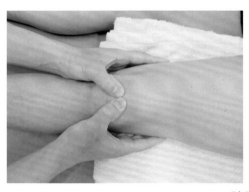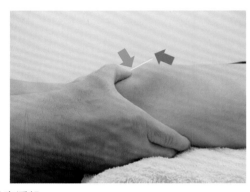

a：髕骨底浮起

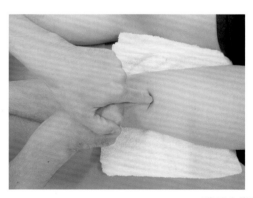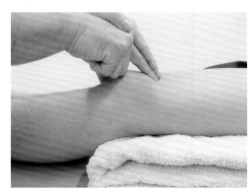

b：髕骨上脂肪墊下陷的量

圖4-64：髕骨上脂肪墊的評估（伸展位）

②股骨前脂肪墊的評估

　　股骨前脂肪墊（請參閱第2章圖2-63）方面，會連同髕上囊一起從股骨抓起股四頭肌，評估其左右差異。如果抓不起來，或抓起程度小，則懷疑是股骨前脂肪墊的柔軟度低下（圖4-66）。

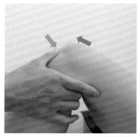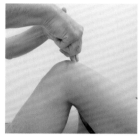

膝關節 90 度屈曲位

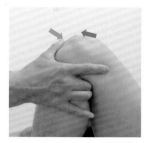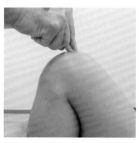

膝關節 130 度屈曲位

圖4-65：髕骨上脂肪墊的評估（屈曲位）

評估髕骨底的浮起程度，以及髕骨上脂肪墊的下陷程度。

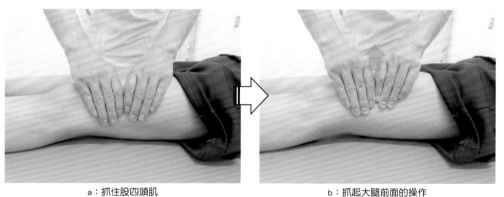

a：抓住股四頭肌　　　　　　　　　b：抓起大腿前面的操作

圖4-66：股骨前脂肪墊的評估

從股骨抓起股四頭肌，評估其左右差異。

③髕骨下脂肪墊的評估

髕骨下脂肪墊方面，會在抓起髕骨尖的時候評估髕骨的傾斜程度，左右比較（圖4-67）。此外，直接抓著脂肪墊左右比較往內外側的移動量，如果不會移動，或者移動量少，則懷疑是髕骨下脂肪墊的柔軟度低下（圖4-68）。

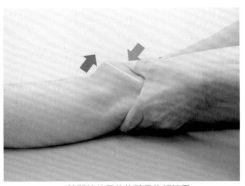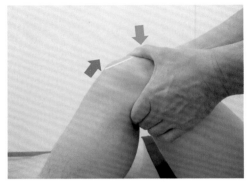

a：膝關節伸展位的髕骨後傾範圍　　　　　　　b：膝關節屈曲位的髕骨後傾範圍

圖4-67：利用髕骨傾斜評估髕骨下脂肪墊

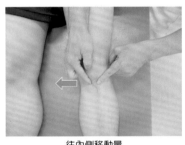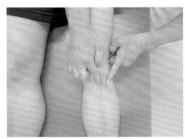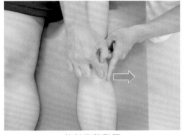

往內側移動量　　　　　　起始姿勢膝關節伸展位，髕韌帶處　　　　　　往外側移動量

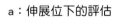

a：伸展位下的評估

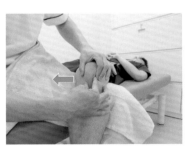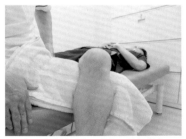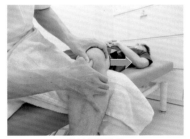

往內側移動量　　　　　　起始姿勢膝關節屈曲位，髕韌帶處　　　　　　往外側移動量

b：屈曲位下的評估

圖4-68：髕骨下脂肪墊移動量的評估

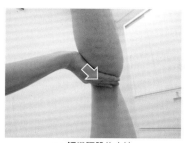
a：觸摸膕肌的方法

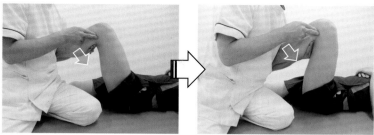
b：輔助患者自主屈曲膝關節　　　　　c：確認膕肌的收縮

圖4-75：促進外側半月板的後方可動性

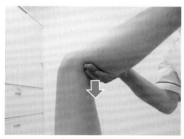
a：觸摸半膜肌的方法

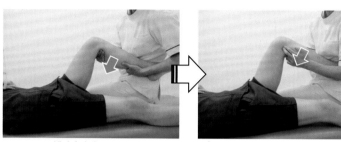
b：輔助患者自主屈曲膝關節　　　　　c：確認半膜肌的收縮

圖4-76：促進內側半月板的後方可動性

10. 屈曲可動範圍中棘手的角度

1）屈曲 90 度的難關

　　股骨髁部大大地往後方突起，其長徑大約有骨幹處粗度的 2 倍，因此股骨髁部上下方向的長徑，在膝關節屈曲位比伸展位長，膝關節 90 度屈曲位時，髁部的長徑是最長的。由於股骨髁部這種結構，90 度屈曲位時，需要髕骨往下降方向的可動軟組織柔軟度，以及能對應股骨髁部長徑的軟組織柔軟度與滑動性，可想見這是難以獲得 90 度屈曲位附近可動範圍的理由（圖 4-77）。

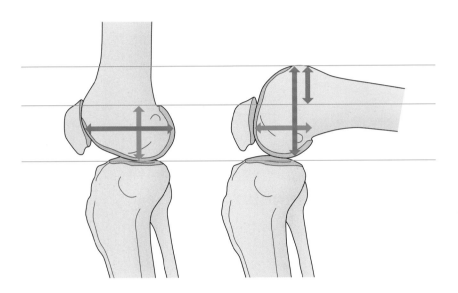

圖 4-77：膝關節伸展位與 90 度屈曲位時，股骨髁部長徑的差別

比起膝關節伸展位，90 度屈曲位時需要髕骨往下降方向的可動軟組織柔軟度，以及能對應股骨髁部長徑的軟組織柔軟度與滑動性。

2）針對屈曲90度難關的治療法

治療屈曲90度難關的訣竅在於：首先降低髕骨，讓髕骨尖幾乎能碰觸到脛骨粗隆，確保股四頭肌的延展性（圖4-78）。

接著操作小腿，一邊比較內轉可動範圍及往前方、後方拉出的可動性左右差異，並確保其可動性（圖4-79）。此外，垂下小腿，如畫圓般進行被動及自主運動，如果無法流暢地畫圓、呈現不規則的軌道（圖4-80），要仔細確認可動性低下的方向，改善對象組織的柔軟度及沾黏情況。

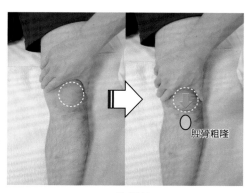
a：伸展位

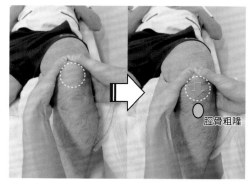
b：90度屈曲位

圖4-78：膝關節90度屈曲可動範圍所必要的降低髕骨

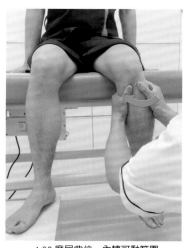
a：90度屈曲位，內轉可動範圍

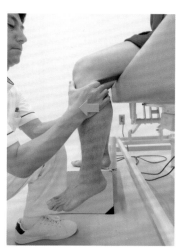
b：90度屈曲位，往前拉出

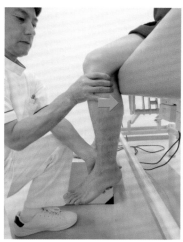
c：90度屈曲位，往後拉出

圖4-79：膝關節90度屈曲可動範圍必要的小腿操作

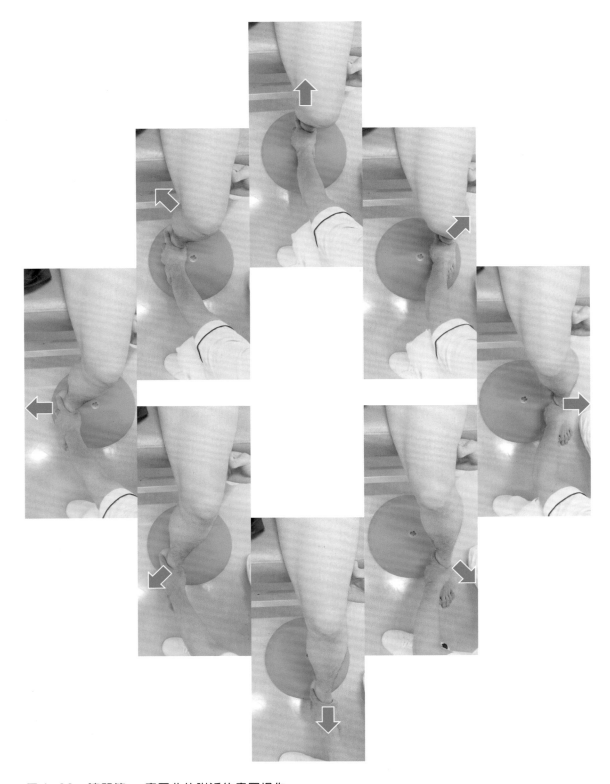

圖4-80：膝關節90度屈曲位附近的畫圓操作

如果是起因於膝蓋周圍組織柔軟度及沾黏的膝關節屈曲受限，牽引小腿大多能擴大可動範圍及減輕疼痛。但是如果有水腫或是不規則沾黏等情況，股骨髁部隨著膝關節屈曲，並無法完美與脛骨的關節面嵌合，有時會不穩定，這種情況下，將小腿往大腿推擠再活動，能緩和疼痛、反映出穩定的屈曲運動（圖4-81）。可以根據患者狀況選擇簡易的方法。

3）屈曲130度以上的難關

　　膝關節屈曲130度以上的深屈曲，是自主運動無法達成的範圍。此可動範圍要借用外力或自身體重才能達成，像是蹲下或跪坐等動作。

　　無法跨越屈曲130度以上難關的患者，想要屈曲到130度，甚至進一步能夠跪坐，幾乎都需要花上以月為單位的時間，所以其治療組織含括多數，並非治療其中某一組織、擴大可動範圍就能解決的。每次的治療成果幾乎都會停滯或者只有些微改善，如此反覆，然後一點點逐步改善。

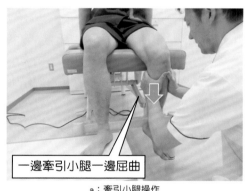

一邊牽引小腿一邊屈曲

a：牽引小腿操作

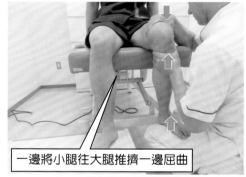

一邊將小腿往大腿推擠一邊屈曲

b：將小腿往大腿推擠操作

圖4-81：在膝關節90度屈曲附近，擴大可動範圍及減輕疼痛操作

4）針對屈曲 130 度以上難關的評估

評估無法跨越屈曲 130 度以上難關的患者時，要評估在終末屈曲位附近（130度屈曲位附近）的膝蓋周長、小腿內轉角度、小腿前後運動的可動性、肌力（圖4-82）。

膝蓋周長增加（患健差）、小腿內轉受限、小腿前後運動的可動性低下、在深屈曲時應發揮的肌力低下等，都是無法跨越屈曲 130 度以上難關患者（深屈曲受限）的特徵[40]。為了達成跪坐，改善前述幾點很重要。

5）針對屈曲 130 度以上難關的治療法

治療時會進行腫脹、浮腫管理，而且前面介紹過的所有組織皆為對象。接下來治療的重點為：強化 130 度以上深屈曲位的膝關節伸展肌力、擴大在屈曲位的內轉可動範圍、擴大深屈曲範圍所需的大腿肌群延展性及滑動性。

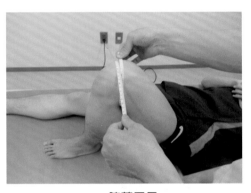

a：膝蓋周長

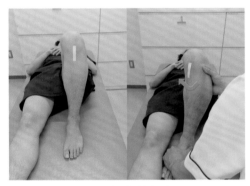

b：小腿內轉角度

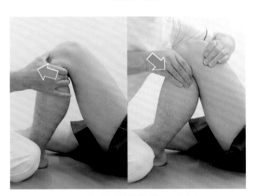

c：小腿前後運動的可動性

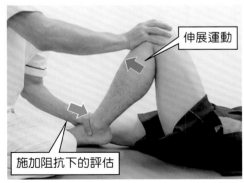

d：肌力　　➡ 收縮　➡ 操作

圖 4-82：膝關節 130 度屈曲位下的評估

①強化深屈曲位的伸展肌力

關於強化深屈曲位伸展肌力的方法，用彈性繃帶將膝關節固定在深屈曲位很有效（圖4-83）。接著進行3次自主伸展運動或伸展的等長性收縮，之後再進行1次輔助自主屈曲（圖4-84）。從一開始做5分鐘，到能堅持10～15分鐘便能看見效果，視患者情況而定。一旦出現麻痺或疼痛要立刻鬆開繃帶，調整綁繃帶的鬆緊度，讓患者盡可能地反覆進行。

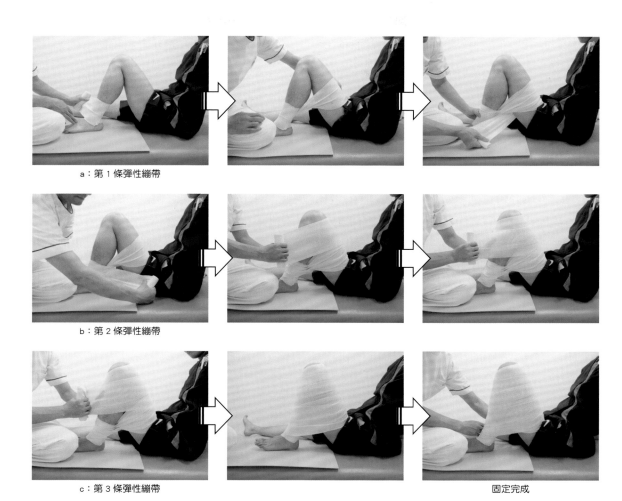

a：第1條彈性繃帶

b：第2條彈性繃帶

c：第3條彈性繃帶

固定完成

圖4-83：彈性繃帶的固定方法

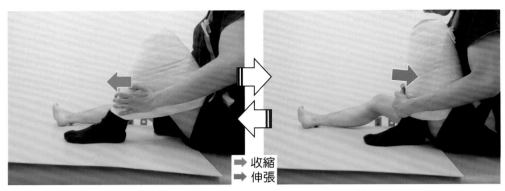

a：利用等長性收縮的伸展　　　　　　　　　b：輔助自主屈曲

圖4-84：以獲得膝關節深屈曲可動範圍為目的，彈性繃帶固定下的強化肌力

②擴大在屈曲位的內轉可動範圍

　　想擴大在屈曲位的內轉可動範圍，要在最大屈曲範圍之前充分徒手引導出小腿內轉可動範圍（圖4-85）。一邊比較左右兩側髕骨外側周圍軟組織的沾黏程度，以及在膝關節屈曲位下，小腿前後方向的運動性，一邊施行此操作，努力改善小腿內轉可動範圍。小腿內轉受限的原因，除了構成髕骨近端外側的髕支持帶、髂脛束沾黏以外，大多數是因為十字韌帶的關節內沾黏。不僅要徹底執行在髕支持帶、髂脛束一項介紹過的改善沾黏法，同時也要利用以外力被動內轉引起前、後十字韌帶兩關節內韌帶的交纏作用來改善沾黏。擴大內轉可動範圍基本上是以外力的被動操作為主體，加上伴隨外轉鬆弛組織與伴隨內轉緊繃組織的兩種作用交替，更加有效。

③擴大深屈曲範圍所需的大腿肌群延展性及滑動性

　　想擴大深屈曲範圍所需的大腿肌群延展性及滑動性，要改善股內側肌往內後方的移動性、改善股中間肌與股外側肌往外後方的移動性，逐漸擴大膝關節屈曲角度（圖4-86）。再加上適度結合改善髕上囊與股骨前脂肪墊往遠端的滑動性、壓迫拉伸位於髕骨底近端的髕骨上脂肪墊（圖4-69）、改善髕骨下脂肪墊的柔軟度（圖4-72），利用此複合性的手技。

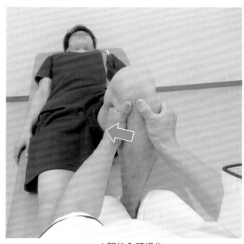

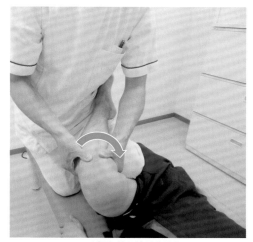

a：小腿的內轉操作　　　　　　　　　　b：小腿內轉與膝屈曲操作

圖4-85：以獲得膝關節深屈曲可動範圍為目的，擴大小腿內轉可動範圍

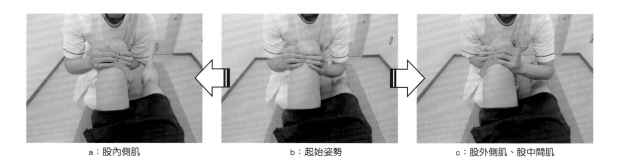

a：股內側肌　　　　　　　b：起始姿勢　　　　　　　c：股外側肌、股中間肌

圖4-86：膝關節深屈曲位下的大腿肌群移動性改善

【参考文献】

1) 整形外科リハビリテーション学会：人工膝関節置換術に対する皮膚操作を中心とした可動域訓練．メジカルビュー社．2014, pp136-139.

2) 整形外科リハビリテーション学会：一般的な人工膝関節全置換術に対する運動療法．メジカルビュー社．2008, pp140-143.

3) 赤羽根良和：肩関節拘縮の評価と運動療法．運動と医学の出版社．2013, pp82-86.

4) 林典雄・他：等尺性収縮を用いた肩関節 ROM 訓練．理学療法学 17（5）:485-489, 1990.

5) 大地陸男：生理学テキスト．文光堂, 1992, pp35-49, 67-68, 73-82.

6) STANLEY HOPPENFELD（著）野島元雄・他（監譯）：図解 四肢と脊柱の診かた 医歯薬出版株式会社．2011, pp181.

7) 峰久京子・他：特集 骨・関節疾患のバイオメカニクスと理学療法 膝伸展不全と理学療法．PT ジャーナル 29（8）:530-535, 1995.

8) 整形外科リハビリテーション学会（編）膝蓋上包に起因する膝関節拘縮に対する運動療法．関節機能解剖学に基づく整形外科運動療法ナビゲーション 下肢．メジカルビュー社．2014, pp60-63.

9) 赤羽根良和・他：PCL 顆間隆起骨折に対する運動療法の試み．整形外科リハビリテーション研究会誌 8（8）:82-85, 2005.

10) 整形外科リハビリテーション学会：顆間隆起骨折に対する運動療法．メジカルビュー社．2008, pp60-69.

11) 橋本貴幸・他：膝蓋骨開放骨折後の理学療法〜伸展不全（extension lag）に対する運動療法を中心に〜．整形外科リハビリテーション学会学会誌 12:41-46, 2009.

12) 橋本貴幸・他：Extension lag の理学療法〜 lag5°の最終伸展域改善〜．整形外科リハビリテーション学会学会誌 13:46-50, 2010.

13) 整形外科リハビリテーション学会（編）:Osgood-Schlatter 病に対する運動療法．関節機能解剖学に基づく整形外科運動療法ナビゲーション 下肢．メジカルビュー社．2014, pp108-111.

14) 整形外科リハビリテーション学会（編）：膝深屈曲可動域制限に対する運動療法．関節機能解剖学に基づく整形外科運動療法ナビゲーション 下肢．メジカルビュー社．2014, pp96-98.

15) 林典雄：運動療法のための機能解剖学的触診技術 下肢・体幹．第 2 版．メジカルビュー社．2012, pp151-153.

16) 林典雄：運動療法のための運動器超音波機能解剖 拘縮治療との接点．第 1 版．文光堂．2015, pp110-114.

17) 林典雄：膝関節拘縮に対する運動療法の考え方〜膝関節伸展機構との関連を中心に〜 The Journal of Clinical Therapy（臨床理学療法研究会）．Vol. 8 :1-11, 2005.

18) 林典雄：膝関節伸展機構の機能解剖と膝関節拘縮治療への展開．愛知県理学療法士

会誌 . Vol. 3:8-16, 2004.

19) 安岡武紀 : 膝関節筋の肉眼解剖学的観察 - 膝関節筋の形態と中間広筋および膝蓋上包との関係 - 久留米医会誌 . 74:14-22, 2011.

20) Stephanie J, et al:Articularis Genus:An Anatomic and MRI Study in Cadabers. J Bone Joint Surg［Am］94:59-69, 2012.

21) 林典雄・他 : 膝関節拘縮の観点よりみた内側膝蓋支帯と膝関節包の存在意義について . 理学療法学 25（2）:184, 1998.

22) 林典雄・他 : 内側広筋における筋線維角の特徴 . 理学療法学 26（7）:289-293, 1999.

23) 大田仁史 : 骨・関節 X 線像の読み方 . 医歯薬出版株式会社 . 2002, pp78-81.

24) 赤羽根良和 : 肩関節拘縮の評価と運動療法 . 運動と医学の出版社 . 2013, pp79-80.

25) Merican AM. et al. :The structural properties of the lateral retinaculum and capsular complex of the knee. Journal of biomechanics 42. 14:2323-2329, 2009.

26) Seebacher, J. R. et al. :The structure of the posterolateral aspect of the knee. JBJS 64. 4:536-541, 1982.

27) 村野勇・他 : 多発外傷症例の理学療法〜長期的に膝関節機能の改善を認めた一症例 . 整形外科リハビリテーション学会学会誌 13:108-111, 2010.

28) 清水喬嗣・他 : 特集 膝関節拘縮に対する評価と治療－病態の見極めと対処法－ 膝蓋骨上方支持組織の超音波画像よりみた膝関節拘縮に関する一考察 . 整形外科リハビリテーション学会学会誌 14:56-59, 2011.

29) Dye S F. et al. :Conscious neurosensory mapping of the internal structure of the human knee without intraarticular anesthesia. Am J Sports Med 26（6）:773-777, 1998.

30) 宗田大 : 膝痛 知る診る治す , メジカルビュー社 . 2007, pp4, 89.

31) 宗田大 :Anterior Knee Pain に対する保存療法 . 整形・災害 53（10）:1153-1160, 2010.

32) Merican AM, et al:Anatomy of the lateral retinaculum of the knee. J Bone Joint Surg 90-B:527-734, 2008.

33) 猪田茂生・他 : 特集 膝関節拘縮に対する評価と治療 - 病態の見極めと対処法 - 膝蓋下脂肪体および膝蓋支帯の機能解剖と拘縮に対する評価・治療 . 整形外科リハビリテーション学会学会誌 14:52-55, 2011.

34) 八木茂典 :Anterior knee pain に対する機能解剖学的運動療法 . 整形外科リハビリテーション学会学会誌 13:31-36, 2010.

35) 浅野昭裕・他 : 膝関節機能障害に対する弱抵抗運動の効果について . 第 8 回東海北陸地区理学療法士学会 . p29-30.

36) 林典雄 : 膝窩部痛に対する考え方と運動療法への展開 . 理学療法兵庫 . No13:23-30, 2007.

37) 橋本貴幸・他 : 膝関節他動屈曲時の膝窩部痛に対する運動療法について－変形性膝関節症例を対象として－整形外科リハビリテーション研究会誌（現 : 整形外科リハビリテーション）. vol. 7:124-126, 2004.

4
膝關節屈曲受限的評估與治療法

38） 中宿伸哉・他：関節鏡下半月板切除術後の特異的所見について. 第 17 回東海北陸理学療法士学会誌, 56, 2001.

39） 大西秀明・他：膝関節および下腿内旋運動時における膝窩筋の活動. 第 35 回日本理学療法士学会誌 454:227.

40） 橋本貴幸・他：膝関節伸展拘縮に伴う深屈曲可動域制限の特異的所見と理学療法. 理学療法学 32. supple-2, 1:183-183, 2005.

41） 三浦真弘・他：腸脛靭帯遠位部の線維構築と大腿－膝外側支持機構との関連性について. 第 10 回臨床解剖研究会記録. 20-21, 2006.

4

膝關節屈曲受限的評估與治療法

第 5 章
膝關節伸展受限的
評估與治療法

第5章 膝關節伸展受限的評估與治療法

1. 膝關節伸展受限的考量方法

　　如果想順利地改善膝關節伸展受限，評估可動範圍運動中產生的疼痛及阻抗感，起因於什麼組織很重要，有必要連同手術資訊在內，施行整合性的治療對策。筆者將膝關節伸展受限的原因主要分為以下3類，並應對這些原因施行運動治療：

‧起因於後方及側邊支撐組織的沾黏與短縮。
‧起因於包含半月板在內的前方組織夾擠。
‧起因於伴隨關節內壓及肌內壓上升的疼痛。

　　無論哪種情況的膝關節伸展受限，都會使站姿、步行中的支撐性低下、增加作用於髖股關節的應力，造成起因於側副韌帶鬆弛的不穩定，以及誘發伴隨這幾點而來的疼痛。此外隨著年齡增長，大半的高齡者會變成膝關節伸展受限，大大影響了軀幹及髖關節引起列位不良。由此可知，治療師對伸展限制施行運動治療的責任重大。

2. 膝關節伸展受限的缺點

1）對膝關節伸展肌力的影響

　　膝關節伸展可動範圍受限的程度會因為外傷的嚴重度、手術後經過的時間、有無術後併發症而不同。為了在任何時機進行運動治療都能穩定地走路，有必要先將「自主運動中能確實伸展的膝蓋」這個概念放在心上。無法在伸展終末範圍完成自主運動，代表尚未獲得正常股四頭肌的近端收縮距離（amplitude）（圖5-1）。尚未獲得正常股四頭肌的近端收縮距離，也會影響之後的屈曲限制。此外一旦伸展肌力延遲恢復，便會延遲獲得動態支撐性，結果造成以步行為中心各種動作延後改善[1~4]。

　　今屋物理治療師[5]的報告是針對利用半腱肌肌腱、股薄肌肌腱（STG）重建前十字韌帶的患者，比較其俯臥位時雙腳腳跟的高度（Heel Height Diffrence，以下簡稱為HHD），來評估膝關節伸展受限情況與伸展肌力恢復的關係。該報告中寫到，沒有HHD差組與伸展受限組（HHD 1.5橫指以上）的肌力在伸展肌力60 deg/sec時，伸展受限組約降低了10%。接著寫到，伸展受限組在術後8個月時的患健比不到80%。也就是說，伸展限制的存在影響了肌力的恢復情況。

2）對側邊穩定性的影響與疼痛問題

　　如果膝關節伸展受限，側副韌帶會無法獲得原本的張力，變成鬆弛狀態。也就是說，一旦伸展受限，步行時不會出現從腳底觸地到站立中期的伸展，所以伴隨負重會出現往側邊晃動（推擠）[6、7]（圖5-2），讓起因於側邊晃動的軟組織疼痛、半月板半脫位以及隨之而來的疼痛、滑膜炎、助長變形等續發性的問題更加明顯。

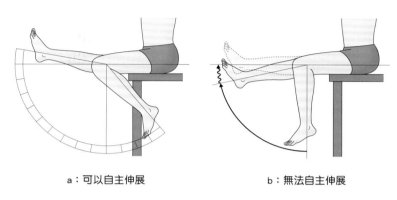

a：可以自主伸展　　　　　　　　b：無法自主伸展

圖5-1：對伸展肌力的影響

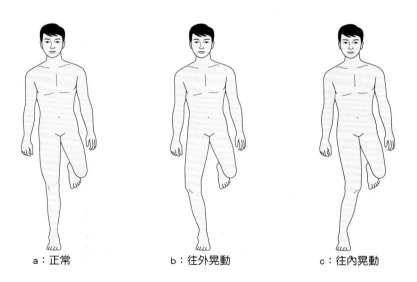

a：正常　　　　　　　b：往外晃動　　　　　　　c：往內晃動

圖5-2：側邊晃動（thrust，推擠）

3）對其他關節（髖、踝）的影響

膝關節伸展受限對相鄰關節的影響方面，如果是髖關節屈曲位做代償，有時會讓骨盆後傾同時以胸、腰椎的後彎來代償。踝關節方面，如果是小腿前傾伴隨背屈位，有時會用補足長短腳的形式變成底屈位[5]（圖5-3）。

一旦長時間維持相鄰關節的代償姿勢，會造成髖關節、踝關節、軀幹甚至頭部的列位不良，使得步行為首的各種動作出現困難，或者產生衍生的疼痛。再加上功能性長短腳呈現下沉性步態（體幹側屈）的問題，會進一步加重產生腰痛的狀況。

4）對步行動作的影響

步行動作時的膝關節有雙倍膝作用（double knee action），一個步態週期中會重複2次屈伸運動。這個雙倍膝作用可防止衝擊、調整重心的垂直移動。一旦膝關節伸展受限，前述作用都會消失，同時出現跛行。不僅如此，還會強迫股四頭肌的肌肉過度活動，反覆離心性收縮引起疲勞，讓長時間走路變得困難[8]。

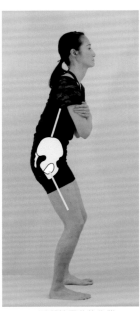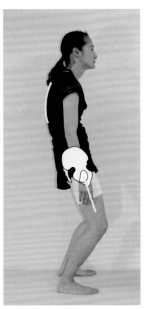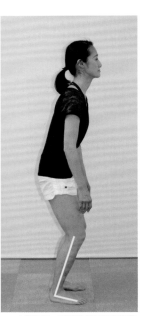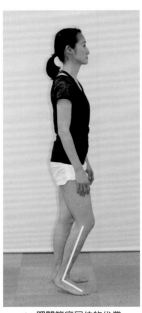

a：髖關節屈曲的代償　　b：骨盆後傾、胸腰椎後彎的代償　　c：小腿前傾、踝關節背屈位的代償　　d：踝關節底屈位的代償

圖5-3：膝關節受限對相鄰關節的影響

3. 膝關節伸展可動範圍的測量方法

至於膝關節伸展可動範圍的測量方法，筆者主要使用3種方法。測量時會在床上或地板進行，而在下肢觸地面為柔軟材質的測量中，有時會因為腳陷入墊子中而忽略了伸展限制，必須多注意。

1）用量角器測量的方法

測量大腿骨（大轉子與股骨外髁中心的連線）與小腿骨（腓骨頭與外髁中心的連線）所形成的角度（圖5-4）。用量角器測量很方便，所以是測量伸展可動範圍中最常施行的。

然而膝關節中，有小腿骨相對於大腿骨往前偏移或往後偏移的病例，且對於過度伸展的患者需要正確測量的技術。再加上正確結合大轉子與股骨外髁中心需要熟練的技術，有時會出現再現性低的情況。

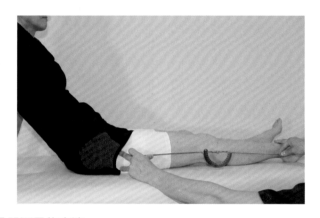

圖5-4：用量角器測量的方法
測量大腿骨（大轉子與股骨外髁中心的連線）與小腿骨（腓骨頭與外髁中心的連線）所形成的角度。

2）根據 HHD 的測量方法

　　HHD 是利用雙腳腳跟高度差異來測量伸展可動範圍限制的方法。患者俯臥，髖關節轉動中間位，髖骨往近端部位靠在床上，小腿伸出床邊自然下垂，讓雙腳踝關節維持相同的底屈背屈，接著測量雙腳腳跟高度差異[5、9]（圖5-5）。俯臥位時代償少，是能正確掌握受限程度的好方法。如果兩邊都伸展受限就不能使用此方法，需要個別進行評估。

3）站姿負重位的測量方法

　　站姿負重位的伸展可動範圍評估，會用身體背面靠牆的站姿進行。臀部與腳跟貼在牆上，測量膝關節後面與牆壁之間的縫隙距離。比較靜止時與治療師以外力被動伸展的兩種情況很重要[8]（圖5-6）。此方法能反映出負重位的情況，但如果患者有膝關節過度伸展就無法測量。

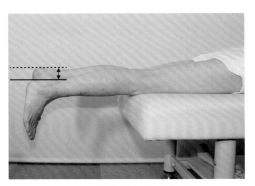 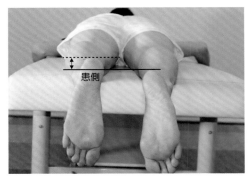

患側

圖5-5：HHD（伸展受限患者）

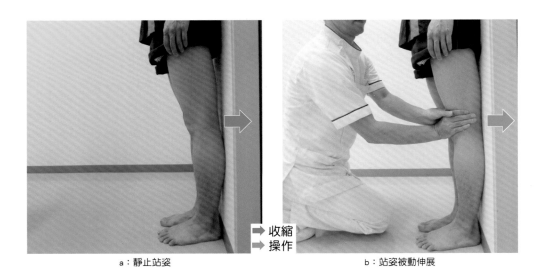

收縮
操作

a：靜止站姿　　　　　　　　　　　　　b：站姿被動伸展

圖5-6：站姿負重下測量膝關節伸展可動範圍的方法

4.針對皮膚、皮下組織的評估與治療法

　　皮膚、皮下組織損傷或手術造成的侵襲，不管在膝關節前面後面都會影響伸展可動範圍。但是膝關節後面受傷的影響較大，本項將說明針對膝關節後面皮膚、皮下組織的評估與治療法。

　　膝關節後面有眾多神經、血管，因此很少當作手術切口。然而像是切除腫瘤、開放性骨折、後十字韌帶（PCL）損傷等有必要從後方進行手術的情況，就會從後方切入。從膝關節後面進行的手術中，為了預防皮膚性攣縮，會切成曲柄狀（圖5-7）。

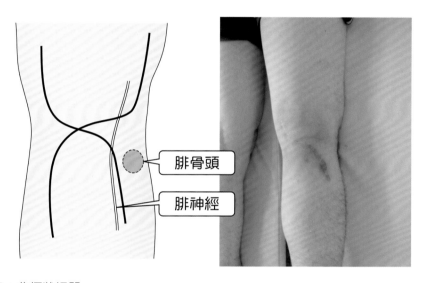

腓骨頭

腓神經

圖5-7：曲柄狀切開

1）皮膚、皮下組織的評估

①切口處移動性的評估

　　大腿後面的皮膚在膝關節屈曲位時鬆弛，在膝關節伸展位時緊繃，因此評估皮膚及皮下組織移動性時，筆者會使用下列方法：

　　屈曲位時，治療師捏起或拉起切口處皮膚，讓皮膚往上方、下方、內側、外側滑動（圖5-8）。

　　而伸展位時很難捏起皮膚，所以會讓膝關節後面的切口處從兩端併攏，或是壓著切口往上方、下方、內側、外側滑動（圖5-9）。以患者健側相同部位的左右差異作為評估的指標。

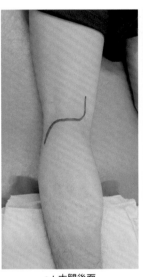
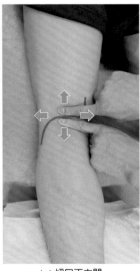
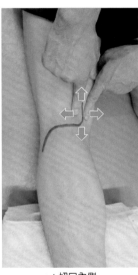
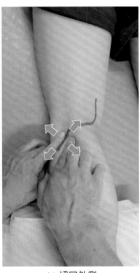

a：大腿後面　　　　　　b：切口正中間　　　　　　c：切口內側　　　　　　d：切口外側

圖5-8：膝關節屈曲位下切口處移動性的評估

捏起或拉起切口處皮膚，讓皮膚往上方、下方、內側、外側滑動。

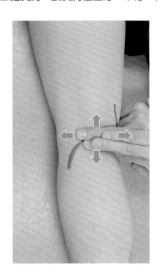

圖5-9：膝關節伸展位下切口處移動性的評估

讓切口處從兩端併攏，或是壓著切口往上方、下方、內側、外側滑動。

②皮膚移動性與關節可動範圍關聯性的評估

　　膝關節伸展可動範圍受限的要因方面，會評估是否與皮膚的延展性及沾黏有關，具體方法請見圖示。評估時會在伴隨膝關節伸展的皮膚移動操作下，確認皮下組織滑動情況（圖5-10）。接下來用掌面壓住內側及外側大腿後肌群，制止伴隨肌肉收縮與肌肉伸展的筋膜移動，便能確認深層情況，同時也能確認關節活動（圖5-11）。如果無法確認這些評估項目，很有可能是皮膚、皮下組織有沾黏。此外，如果只進行皮膚操作就能擴大可動範圍且減輕拉伸的疼痛，也很有可能是皮膚、皮下組織有沾黏（圖5-12）。

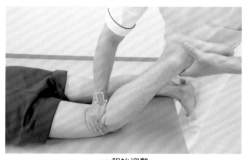

a：起始姿勢　　　　　　　　　　b：確認皮膚的滑動性

圖5-10：皮膚移動性與關節可動範圍關聯性的評估①

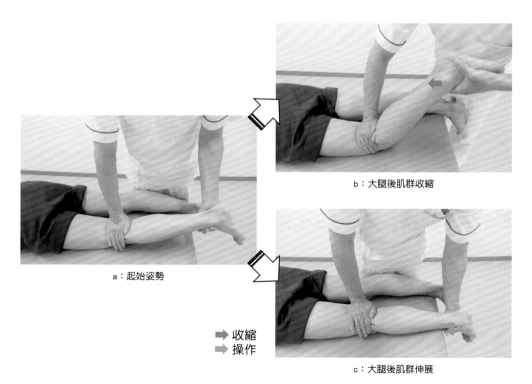

b：大腿後肌群收縮

a：起始姿勢

➡ 收縮
➡ 操作

c：大腿後肌群伸展

圖5-11：皮膚移動性與關節可動範圍關聯性的評估②

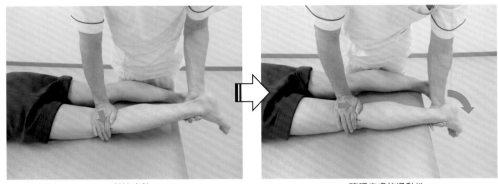

a：起始姿勢　　　　　　　　b：確認皮膚的滑動性

圖5-12：皮膚移動性與可動範圍之間關聯性的評估

2）針對皮膚、皮下組織的治療法

①腫脹、浮腫的管理

　　皮膚與皮下組織長時間的腫脹、浮腫，會引起伴隨纖維化的皮膚延展性低下與皮下組織腫大，造成可動範圍減少，因此要徹底執行以壓迫為中心的腫脹、浮腫管理，防止可動範圍低下。然後比較管理前後情況，評估腫大與可動範圍之間的關聯（請參閱第3章圖3-13施行腫脹、浮腫管理後〔患者示範〕）

②皮下組織的滑動操作

　　治療外傷傷口與手術切口處的皮膚與皮下組織時，要用膝關節屈曲位，捏住、併攏讓傷口不要裂開再進行運動（圖5-8）。考慮到皮膚的創傷治癒過程，在術後10天～2週這段時間裡，細心、數次、持續性的處置很重要。

　　治療切口處時，會將整個切口分為切口上方、切口中央、切口下方，依序將能捏起或併攏的區域往上方、下方、內側、外側滑動（圖5-8）。在伸展範圍時則從兩端併攏切口，或者壓迫後直接往上方、下方、內側、外側滑動[10]（圖5-9）。

　　關節運動時，治療師用手掌或手指整片壓住皮膚的移動，接著再促使膝關節屈曲運動引起大腿後肌群收縮，並且促使踝關節底屈運動，引起小腿三頭肌收縮，藉此讓皮下組織與肌腹之間滑動[10、11]。此方法中，肌腹會隨著肌肉收縮往近端移動，而皮膚則與肌腹的移動相反，會往遠端移動（圖5-13）。除此之外，還要促使膝關節伸展運動引起大腿後肌群拉伸，並且促使踝關節背屈運動，引起小腿三頭肌拉伸，來改善皮下組織與肌腹之間的滑動性。此方法中，肌腹會隨著肌肉拉伸往遠端移動，而皮膚則與肌腹的移動相反，會往近端移動[12]（圖5-14）。

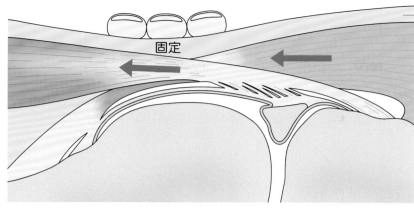

皮膚、皮下組織

膝關節屈曲引起大腿後肌群收縮，而踝關節底屈引起小腿三頭肌收縮

固定

圖5-13：關節運動時改善皮下組織的沾黏①

利用肌肉往近端方向的移動。

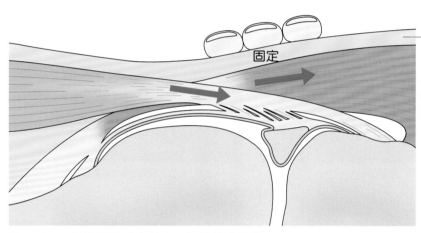

皮膚、皮下組織

膝關節伸展引起大腿後肌群拉伸，而踝關節背屈引起小腿三頭肌拉伸

固定

圖5-14：關節運動時改善皮下組織的沾黏②

利用肌肉往遠端方向的移動。

5.肌肉的評估與治療法

1）肌肉的評估

　　造成膝關節伸展受限的肌肉有：膕肌、股二頭肌短頭、股二頭肌長頭、半膜肌、縫匠肌、股薄肌、半腱肌，除此之外還有小腿筋膜，這些肌肉的評估將分為單關節與雙關節肌進行。

①單關節肌的評估

　　單關節肌有膕肌、股二頭肌短頭，會用可動範圍不受雙關節肌影響的髖關節中間位或伸展位來評估（圖5-15）。如果髖關節中間位下膝關節伸展受限，則懷疑是單關節肌的限制，進行個別肌肉的評估。

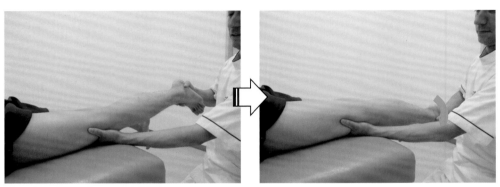

起始姿勢　　　　　　　　　　評估膝關節伸展可動範圍

a：髖關節中間位

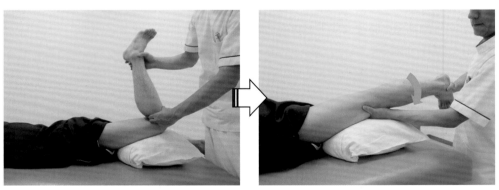

起始姿勢　　　　　　　　　　評估膝關節伸展可動範圍

b：髖關節伸展位

圖5-15：評估單關節肌引起的可動範圍受限①

ⅰ）膕肌

　　小腿外轉時膕肌會緊繃，所以要比較小腿內轉位與小腿外轉位時，伸展可動範圍的差異（圖5-16）。如果小腿內轉減輕了拉伸的疼痛，可認為膝關節伸展受限的原因在於膕肌。接著，治療師將膕肌的肌腹推往近端，藉此評估能否減輕拉伸的疼痛，以及能否擴大可動範圍（圖5-17）。

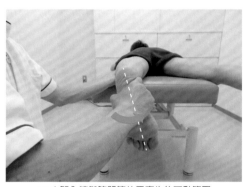

a：小腿內轉與膝關節伸展產生的可動範圍　　　　　　b：小腿外轉與膝關節伸展產生的可動範圍

圖5-16：評估單關節肌引起的可動範圍受限②

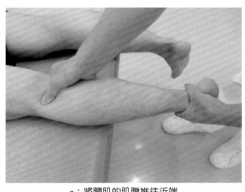 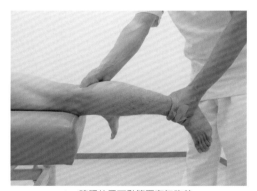

a：將膕肌的肌腹推往近端　　　　　　　　　b：確認伸展可動範圍有無改善

圖5-17：評估膕肌引起的可動範圍受限

ⅱ）股二頭肌短頭

　　評估股二頭肌短頭時會讓髖關節呈伸展位，用放鬆股二頭肌長頭的姿勢，觀察膝關節是否有伸展受限的情況（圖5-15）。此外，股二頭肌在小腿內轉時會緊繃，因此要比較小腿內轉位與小腿外轉位時，伸展可動範圍的差異（圖5-16）。接著，治療師將股二頭肌短頭的肌腹推往遠端，藉此確認能否減輕拉伸的疼痛，以及能否擴大可動範圍（圖5-18）。

②雙關節肌的評估
ⅰ）半膜肌

　　與膝關節屈曲攣縮相關的雙關節肌中，最重要的是半膜肌。半膜肌附著在各種部位上，所以與膝關節伸展受限有關。

　　半膜肌的構造是從通過股骨內髁附近開始，逐漸轉變成肌腱。這個部位像是容納隨著伸展往後方突出的內髁般，一邊功能性地變形，一邊伸展[12]。接著，半膜肌肌腱會往膕斜韌帶、膕肌筋膜擴展，因此如果膕肌遠端部位僵硬，會續發性地提高這些組織的張力。再加上脛骨內髁後面有半膜肌肌腱溝，而肌腱與骨溝之間有滑液囊，該處滑液囊炎或著骨點炎後產生沾黏，大多會造成膝關節伸展受限。不僅如此，有報告指出，小腿三頭肌內側頭與半膜肌肌腱之間，是隨著膝關節伸展集中變形的部位，此處的滑動障礙等因素也會使得伸展受限[12]（圖5-19）。

　　也就是說從半膜肌的解剖學特徵來看，可知道這是與伸展受限最有關係的肌肉。

　　評估半膜肌時會用俯臥位進行，讓健側與患側的膝關節屈曲相同角度，比較半膜肌肌腹的柔軟度。接下來用外力讓通過內髁後方的半膜肌整塊肌腹被動地往內側滑動，比較兩側的滑動量、阻抗感（圖5-20a）。再者，治療師的手指沿著通過半膜肌肌腱溝的半膜肌肌腱檢查，比較兩側肌腱往內側移動的阻抗感（圖5-20b）。

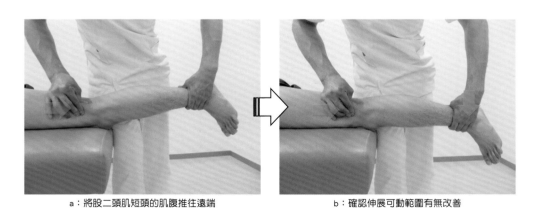

a：將股二頭肌短頭的肌腹推往遠端　　　　　　b：確認伸展可動範圍有無改善

圖5-18：評估股二頭肌短頭引起的可動範圍受限情況

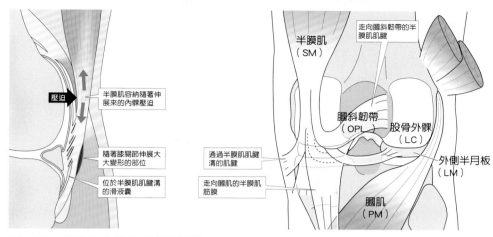

圖 5-19：半膜肌止端的解剖學特徵

半膜肌

（SM）

走向膕斜韌帶的半
膜肌肌腱

壓迫

半膜肌容納隨著伸
展來的內髁壓迫

隨著膝關節伸展大
大變形的部位

位於半膜肌肌腱溝
的滑液囊

膕斜韌帶
（OPL）

股骨外髁
（LC）

通過半膜肌肌腱
溝的肌腱

走向膕肌的半膜肌
筋膜

外側半月板
（LM）

膕肌
（PM）

① 外側

小腿   大腿

內側

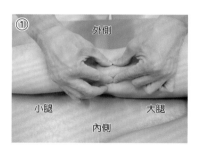

② 外側

小腿   大腿

內側

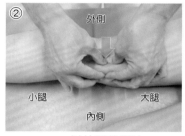

③ 外側

小腿   大腿

內側

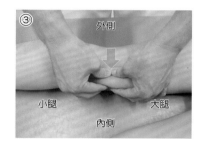

a：以伸展位評估

④ 外側

小腿   大腿

內側

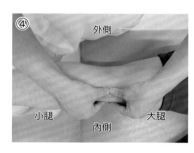

⑤ 外側

小腿   大腿

內側

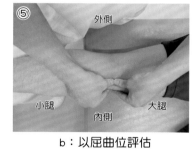

⑥ 外側

小腿   大腿

內側

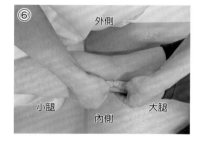

b：以屈曲位評估

圖 5-20：半膜肌的評估

接下來說明鵝足肌群（縫匠肌、股薄肌、半腱肌）的評估方法。對於鵝足肌群會觀察各肌肉止端附近的壓痛情況，同時利用鑑別測試進行評估[13~16]。考慮到各肌肉的走向，鑑別測試時可分別讓想評估的肌肉拉伸。

讓附著於鵝足的各塊肌肉分別拉伸時，抓住評估對象肌肉後，將肌腹往遠端推，確認能否減輕拉伸的疼痛且可動範圍是否擴大，如此便能個別評估縫匠肌、股薄肌、半腱肌是否跟伸展限制有關。

ii）縫匠肌

評估縫匠肌時以側臥位進行，檢查側的下肢在上方，非檢查側靠在床面，彎起腳抱住，維持骨盆後傾位。讓檢查側的髖關節伸展、內收、內轉，最後再伸展膝關節加以拉伸。此時確認是否會誘發疼痛，以及從減少髖關節伸展、內收、內轉範圍的姿勢伸展是否會受限。如果會誘發疼痛或出現膝關節可動範圍受限，便能判斷是縫匠肌與膝關節伸展受限有關。此檢查姿勢能放鬆半腱肌與股薄肌，只讓鵝足肌群中的縫匠肌拉伸（圖5-21）。

iii）股薄肌

評估股薄肌時以仰臥位進行，患者維持膝關節屈曲位、髖關節伸展位直接最大外展，最後再伸展膝關節加以拉伸。此時確認是否會誘發疼痛，以及從髖關節內收、外展中間位的姿勢伸展是否會受限。如果會誘發疼痛或出現膝關節可動範圍受限，便能判斷是股薄肌與膝關節伸展受限有關。此檢查姿勢能放鬆半腱肌與縫匠肌，只讓鵝足肌群中的股薄肌拉伸（圖5-22）。

iv）半腱肌

評估半腱肌時以仰臥位進行，患者髖關節屈曲、內收，最後再伸展膝關節加以拉伸。此時確認是否會誘發疼痛，以及從減少髖關節屈曲的姿勢伸展膝關節是否會受限（圖5-23）。如果會誘發疼痛或出現膝關節可動範圍受限，便能判斷是半腱肌與膝關節伸展受限有關。此檢查姿勢能放鬆縫匠肌與股薄肌，只讓鵝足肌群中的半腱肌拉伸。此評估有時會產生疼痛，但臨床上很少遇見膝關節伸展受限的情況，之所以會如此，理由可認為是大多數的患者身上，已有半膜肌造成可動範圍受限的緣故。

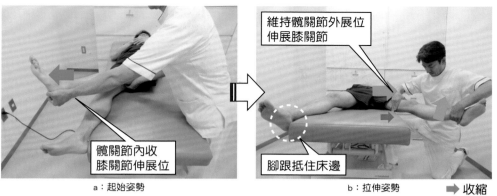

a：起始姿勢

b：拉伸姿勢

維持髖關節外展位
伸展膝關節

髖關節內收
膝關節伸展位

腳跟抵住床邊

➡ 收縮
➡ 操作
➡ 拉伸

圖5-29：股薄肌的拉伸

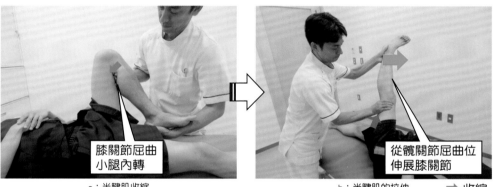

a：半腱肌收縮

b：半腱肌的拉伸

膝關節屈曲
小腿內轉

從髖關節屈曲位
伸展膝關節

➡ 收縮
➡ 操作
➡ 拉伸

圖5-30：半腱肌的拉伸

5

膝關節伸展受限的評估與治療法

1）外側副韌帶的評估

　　膝關節後外側支撐結構（posterolateral structures，PLS）是外側副韌帶（LCL）、膕肌肌腱複合體、豆腓韌帶、膕弓狀韌帶、後外側關節囊的統稱（請參閱第2章圖2-47、51），這些結構的功能在於穩定小腿的後外側轉動[14、18~20]。

　　如何判斷LCL是否與膝關節伸展受限有關，基本上會觸摸伴隨以外力伸展膝關節時的LCL緊繃情況[14]（圖5-31）。膝關節從屈曲轉往伸展時，LCL會跨過股骨外髁往前方移動，希望各位注意兩者的接觸點會隨著角度改變。

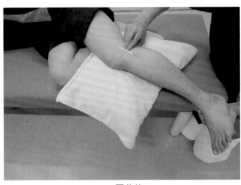 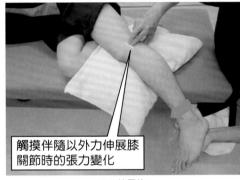

觸摸伴隨以外力伸展膝關節時的張力變化

a：屈曲位　　　　　　　　　　　　　　　　　b：伸展位

圖5-31：針對伸展可動範圍受限的LCL評估①

LCL與膝關節伸展受限相關的原因，分為LCL本身沾黏的情況，以及LCL與骨頭沾黏的情況。如果LCL與股骨髁部之間有沾黏，可在LCL近端觸摸到緊繃的樣子。此外，如果脛骨髁部到腓骨頭之間有沾黏，則可在LCL遠端觸摸到緊繃的樣子（圖5-32）。

LCL伸展時比屈曲更緊繃（圖5-33a），內翻時比外翻更緊繃（圖5-33b），內轉時比外轉更緊繃（圖5-33c），理解這點之後，便能詳細評估LCL的壓痛程度，會因為伸展角度如何變化、有無隨著內翻外翻而變化、有無隨著內轉外轉而變化。

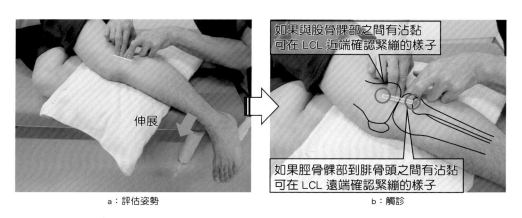

a：評估姿勢　　　　　　　　　　　　　　　b：觸診

如果與股骨髁部之間有沾黏
可在LCL近端確認緊繃的樣子

如果脛骨髁部到腓骨頭之間有沾黏
可在LCL遠端確認緊繃的樣子

圖5-32：針對伸展可動範圍受限的LCL評估②

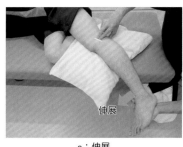
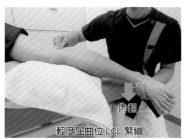
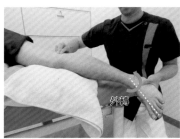

a：伸展　　　　　　　b：內翻　　　　　　　c：外轉

圖5-33：針對伸展可動範圍受限的LCL評估③

2）外側副韌帶的治療法

　　針對LCL的治療法可濃縮成以下兩點：第1，治療LCL本身沾黏引起延展性低下的方法；第2，改善LCL與骨頭之間沾黏的治療法，接下來一一說明。

①改善外側副韌帶本身的延展性

　　想改善LCL的延展性，要想像將折疊起來的彈簧摺[註1]拉開、恢復其原來長度，反覆拉伸與放鬆LCL。一邊改變膝關節的屈曲角度，一邊對小腿反覆施加內翻與外轉應力。訣竅在於施加內翻、外轉讓LCL緊繃之後，再充分地讓小腿外翻、內轉，確實地放鬆LCL（圖5-34）。

②剝離外側副韌帶與骨頭之間沾黏的操作

　　想改善LCL與骨頭之間的沾黏，有必要想像將妨礙在股骨外上髁到腓骨頭之間移動的沾黏剝除。具體方法是在沾黏部位緊繃的角度前後，進行小幅度的膝關節屈伸運動加以剝離。此時可適度加上小腿的外翻、內轉，一邊俐落地舒緩並控制LCL的張力，一邊讓剪力作用在LCL與骨頭之間（圖5-35）。

3）豆腓韌帶的評估

　　判斷豆腓韌帶（FFL）是否與伸展可動範圍有關時，基本上會以被動操作加上FFL觸診為中心進行。膝關節伸展且小腿外轉時FFL會緊繃，可利用此時評估FFL與腓骨著骨點壓痛的變化（圖5-36）。

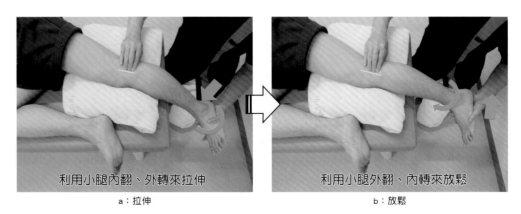

利用小腿內翻、外轉來拉伸　　　　　　利用小腿外翻、內轉來放鬆

a：拉伸　　　　　　　　　　　　　　b：放鬆

圖5-34：針對膝關節伸展可動範圍受限的LCL治療法①（改善LCL本身的延展性）

[註1]　彈簧摺：可用紙張、布料、塑膠、金屬等膜狀或板狀的材料製成，反覆凹凸的結構。

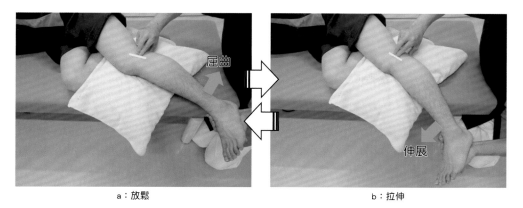

a：放鬆　　　　　　　　　　　b：拉伸

圖5-35：針對膝關節伸展可動範圍受限的LCL治療法②（剝離LCL與骨頭之間沾黏的操作）

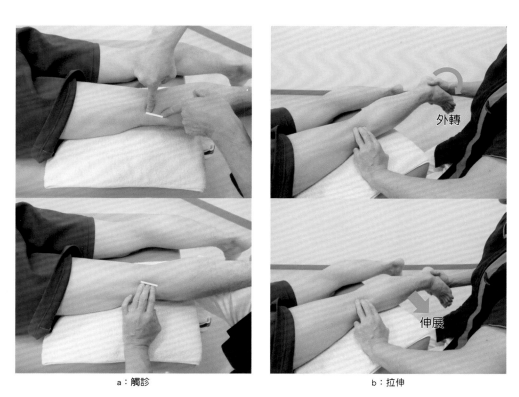

a：觸診　　　　　　　　　　　b：拉伸

圖5-36：針對膝關節伸展可動範圍受限，豆腓韌帶的評估①

要詳細評估壓痛程度隨伸展角度如何變化、是否會隨著小腿內轉外轉變化，還有韌帶纖維及兩端著骨點的緊繃程度與疼痛情況（圖5-37）。

4）豆腓韌帶的治療法

治療FFL時，主要是針對FFL本身沾黏引起的延展性低下來操作。拉開FFL彈簧摺的要領是反覆讓FFL緊繃與鬆弛。一邊減少膝關節的屈曲角度，一邊反覆對小腿施加內翻與外轉應力。訣竅在於施加內翻、外轉讓豆腓韌帶緊繃之後，再充分地讓小腿外翻、內轉、屈曲，確實地放鬆豆腓韌帶（圖5-38）[14]。

5）內側副韌帶的評估

內側副韌帶（MCL），尤其其深層纖維（POL）與膝關節伸展受限有關。深層纖維會因為膝關節伸展且外轉而緊繃[14]，因此要評估伸展且外轉時，股骨內上髁後方有無壓痛以及其變化。要詳細評估壓痛程度隨伸展角度如何變化（圖5-39），此外，也要仔細觀察有無隨著小腿內翻、外翻產生變化（圖5-40）。

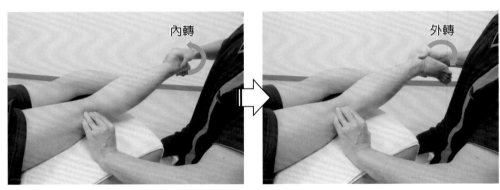

a：膝關節輕度屈曲位

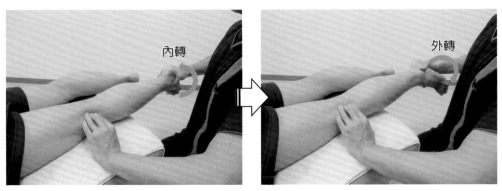

b：膝關節伸展位

圖5-37：針對膝關節伸展可動範圍受限，豆腓韌帶的評估②

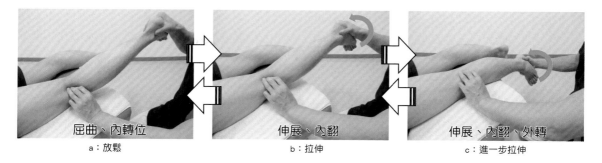

屈曲、內轉位　　　　　伸展、內翻　　　　　伸展、內翻、外轉

a：放鬆　　　　　　　b：拉伸　　　　　　c：進一步拉伸

圖5-38：豆腓韌帶的治療法

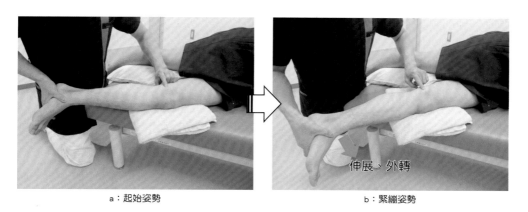

a：起始姿勢　　　　　　　　　　伸展、外轉

　　　　　　　　　　　　b：緊繃姿勢

圖5-39：內側副韌帶深層纖維（POL）的評估①

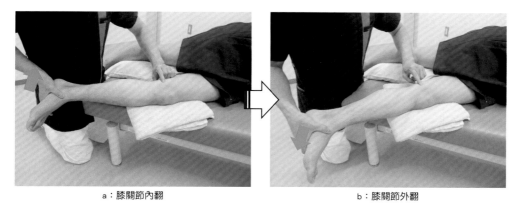

a：膝關節內翻　　　　　　　　b：膝關節外翻

圖5-40：內側副韌帶深層纖維（POL）的評估②

除此之外，MCL 會隨著膝關節伸展往前方移動，不過希望各位留意此時 MCL 與股骨髁部接觸點的變化（圖5-41）。MCL 與髁部之間如果有沾黏，可觸摸到沾黏部位隨著伸展逐漸緊繃的樣子。

6）內側副韌帶的治療法

針對內側副韌帶深層纖維的治療法，可濃縮成治療 MCL 本身沾黏引起延展性低下的方法，以及改善 MCL 與骨頭之間沾黏的治療法兩點，接下來一一說明。

①內側副韌帶本身沾黏的拉伸操作

想改善內側副韌帶本身的延展性，可以想像將折疊起來的彈簧摺拉開、恢復其原本的長度來拉伸。一邊改變膝關節的伸展角度，一邊反覆對小腿施加外翻及外轉應力。訣竅在於施加外翻、外轉拉伸內側副韌帶之後，再充分地讓小腿內翻、內轉，確實地放鬆內側副韌帶（圖5-42）。

②剝離內側副韌帶與骨頭之間沾黏的操作

想改善 MCL 與骨頭之間的沾黏，可以想像將妨礙髁部移動的沾黏剝除，反覆往返運動。在沾黏部位緊繃的角度前後，進行小幅度的膝關節屈伸運動加以剝離。此時可適度加上小腿的內翻、內轉，一邊俐落地舒緩並控制 MCL 的張力，一邊讓剪力作用在 MCL 與骨頭之間（圖5-43）[21~24]。

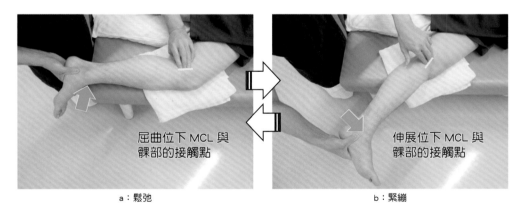

屈曲位下 MCL 與髁部的接觸點

伸展位下 MCL 與髁部的接觸點

a：鬆弛　　　　　　　　　　　　　　　　　b：緊繃

圖5-41：內側副韌帶深層纖維（POL）的評估③

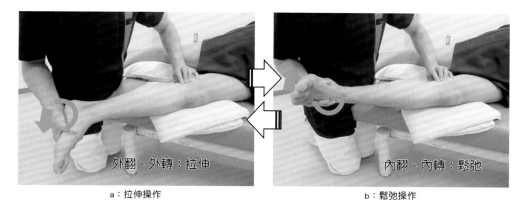

外翻、外轉：拉伸

內翻、內轉：鬆弛

a：拉伸操作

b：鬆弛操作

圖5-42：內側副韌帶的治療法①

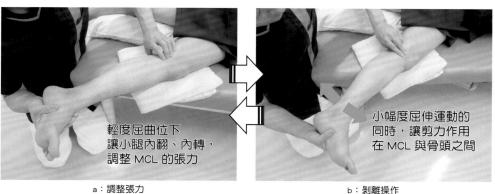

輕度屈曲位下
讓小腿內翻、內轉，
調整 MCL 的張力

小幅度屈伸運動的
同時，讓剪力作用
在 MCL 與骨頭之間

a：調整張力

b：剝離操作

圖5-43：內側副韌帶的治療法②

7）前十字韌帶及後十字韌帶的評估

　　前十字韌帶（ACL）的後外側束（PLB）與後十字韌帶（PCL）的後內側束（PMB）會在膝關節伸展時緊繃[25、26]。然而側副韌帶在伸展位時也會緊繃，所以要以膝關節屈曲90度且快到伸展受限角度之前，評估其晃動性（圖5-44）。與健側相比較，如果晃動性較低，便可判斷有韌帶沾黏引起的延展性低下。

　　具體方法方面，首先患者仰臥，膝關節屈曲90度並讓足部固定在床面。用小腿的前扯測試，確認ACL的移動終點，用後扯測試確認PCL的移動終點。除此之外，再讓患者坐直雙腳下垂，膝關節屈曲90度，治療師將患者小腿拉往遠端，確認此時的晃動性低下情況。接著從外轉時的晃動性低下，可確認ACL的情況；內轉時則可確認ACL與PCL兩者交纏造成的晃動性低下情況（圖5-44）。接著在即將出現伸展限制之前的角度進行同樣的評估。

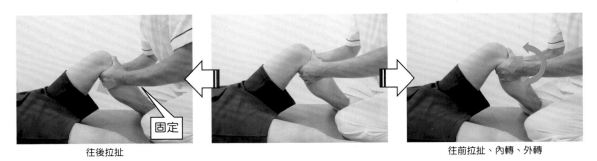

往後拉扯　　　　　　　　　　　　　　　　　　　往前拉扯、內轉、外轉

a：仰臥位評估

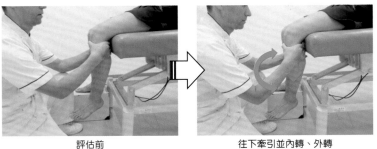

評估前　　　　　　　　　往下牽引並內轉、外轉

b：端坐姿評估

圖5-44：前十字韌帶（ACL）與後十字韌帶（PCL）的評估

8）前十字韌帶及後十字韌帶的治療法

　　治療法主要是針對 ACL 與 PCL 沾黏造成延展性低下來操作。想改善 ACL 與 PCL 的沾黏，要一邊改變膝關節的伸展角度，一邊反覆對小腿施加內轉、外轉應力。小腿外轉時，隨著 ACL、PCL 解開彼此纏繞，ACL 碰觸到髁間窩變得緊繃。小腿內轉時，則增強了 ACL 與 PCL 的交纏，兩者都變緊繃[27、28]（圖 5-45）。此時操作施加內轉、外轉應力，在通過膝關節中心的軸線產生轉動運動很重要。此外，也可以適度地加上往前拉扯、往後拉扯與小腿長軸方向的牽引。

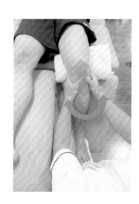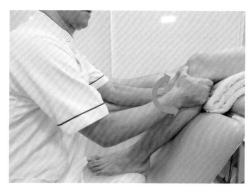

a：屈曲位

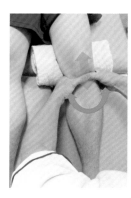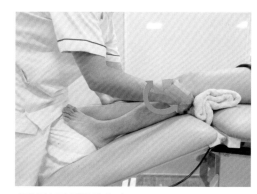

b：逼近伸展受限的角度

圖 5-45：前十字韌帶（ACL）與後十字韌帶（PCL）的治療法

1）後方關節囊的評估

　　膝關節後方關節囊處存在數條有如肩盂肱韌帶般，部分關節囊肥厚形成繩索狀的關節囊韌帶（capsular ligament）。評估後方關節囊時，會將伸展時的膝關節後面分為後內側、後中央、後外側3部分，根據患者主訴的拉伸疼痛，及觸診感受到的軟組織張力程度，來鎖定治療部位（圖5-46）。治療對象的組織有膕斜韌帶、膕弓狀韌帶，及後外側支撐結構等等。膕弓狀韌帶從豆腓韌帶著骨點深層往內上方行走，因此與後外側到後中央部分的延展性低下有關。膕斜韌帶位於膝關節後方，從內側朝著腓腸豆骨往外上方行走，因此與後內側到後中央部分的延展性低下有關。針對後方關節囊的治療也會沿用前述的韌帶評估法進行，不過本書主要是以牽引治療為中心來說明。

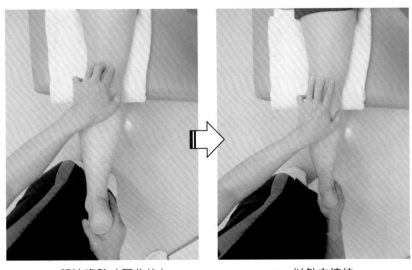

a：起始姿勢（屈曲位）　　　　　　b：以外力拉伸

圖5-46：後方關節囊的評估
伸展時的膝關節後面分為後內側、後中央、後外側3部分，評估其拉伸疼痛與軟組織張力程度。

2）後方關節囊的治療法（牽引治療）

　　後方關節囊治療法方面，以下介紹牽引治療[29]。長期膝關節伸展受限或受限角度很大的情況下，徒手操作能改善的程度有限。牽引治療對徒手操作改善病況遇到困難時很有效，基本上會一邊控制疼痛，一邊給予低負荷、花時間慢慢拉伸。頑強的伸展受限情況，會伴隨著位於軟組織最深層的關節囊攣縮，而半膜肌、膕肌、股二頭肌短頭、內側、外側副韌帶、前、後十字韌帶、膕斜韌帶、膕弓狀韌帶、豆腓韌帶等軟組織引起的限制，大多是複合性的存在。由此可知，每次膝關節伸展可動範圍變化時，探討主要的限制因子很重要。

　　利用牽引治療改善伸展受限時，如何進行固定與支撐很重要。如果在固定大腿的狀態下，支撐並拉伸小腿遠端部位，會以攣縮部分的後方關節囊為中心，產生轉動力矩，在膝關節前方施加壓迫力造成危害。因此牽引小腿時，要在支撐整體小腿的狀態下再拉伸，這就是牽引治療的重點。牽引小腿有拉伸膝關節後面或內外側軟組織、分離關節的作用。而支撐小腿整體能矯正拉伸，在維持關節運動軸的狀態下，便能施加轉動力矩。如此一來，可避免對膝關節前面產生壓迫力，也能拉伸到膝關節後方或內外側的軟組織（圖5-47）。

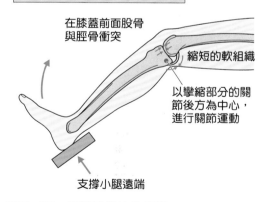

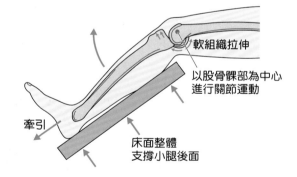

圖5-47：持續拉伸法的理論

牽引治療使用的物品有：徒手治療床（SESAM）、牽引繃帶（TRAC BAND）、純棉彈性繃帶（Elascot）、牽引框、魔鬼氈、砂袋、滑車（沒有滑車時用圓柱管）（圖5-48）。

牽引治療的著裝法：患者仰臥，用純棉彈性繃帶將牽引繃帶固定在小腿上，此時要保留能接到牽引框的空間，再接到牽引框上（圖5-49）。

床上的膝關節屈曲，用魔鬼氈綁帶將患者的膝蓋固定在床上。調整滑車高度，讓牽引的方向位在小腿的延長線上。一邊牽引小腿，一邊伸展床上的小腿部分。拉伸矯正到膝關節後面，或內外側有拉伸感的程度（圖5-50）。

牽引治療用的砂袋重量要讓患者能忍受疼痛經過牽引期間，最好5～10 kg左右。施行牽引的時間範圍是10～30分鐘[19、29]。

全膝關節置換術（TKA）術後、變形性膝關節炎保守治療、半月板損傷、脛骨高丘骨折、股骨髁部骨折等等患者，其膝關節伸展受限的原因為位於膝關節運動軸後方的軟組織，持續拉伸法可廣泛適用在此類患者身上。

禁忌方面有：骨折處不穩定的時期、變換位置有危險、牽引道具固定部分損傷等情況。

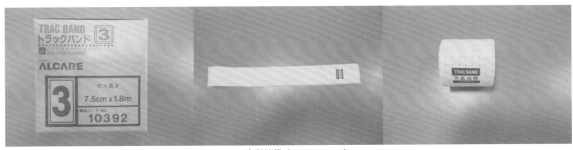

a：牽引繃帶（TRAC BAND）

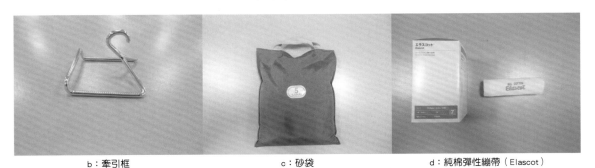

b：牽引框　　　　　　c：砂袋　　　　　　d：純棉彈性繃帶（Elascot）

圖5-48：後方關節囊的治療法（牽引治療）

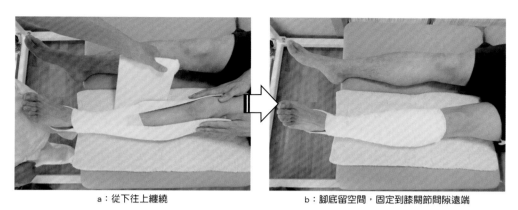

a：從下往上纏繞　　　　　　　　　　　b：腳底留空間，固定到膝關節間隙遠端

圖5-49：後方關節囊的治療法（著裝方法）

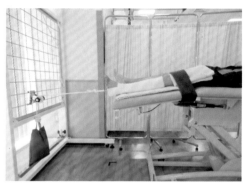 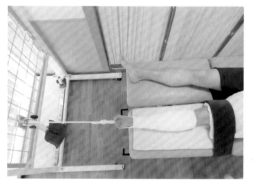

a：側面　　　　　　　　　　　　　b：正面

圖5-50：後方關節囊的牽引治療

8.半月板前方夾擠的評估與治療法

1）半月板前方可動性低下的評估

治療膝關節伸展受限時，許多患者主訴膝關節前方部分疼痛。而評估膝關節前方部分疼痛時，要測量膝關節伸展可動範圍、確認疼痛出現部位，以及確認是否為低位髕骨（圖5-51）。此外，要確認內外側半月板髕韌帶、髕骨下脂肪墊的壓痛情況（圖5-52）。於此同時，還要評估髕骨下脂肪墊的柔軟度，以及內外側髕支持帶的柔軟度（請參閱第4章圖4-48～53）。如果確認是低位髕骨，便能預想到髕支持帶及髕骨下脂肪墊的柔軟度低下。

接下來從關節間隙的內側、外側觸診各半月板的前節，評估膝關節伸展運動中半月板的可動性（圖5-53），可動性評估要患健側相比較為基準。

如果與健側相比半月板的前方可動性受限，則有必要確認半膜肌與膕肌的肌肉攣縮情況[3、8、20]。這類患者幾乎都會有半膜肌與膕肌的壓痛（圖5-54），要利用反覆收縮放鬆肌肉，直到肌肉的壓痛消失，再重新評估伸展可動範圍。如果藉由此過程改善了伸展可動範圍，便能判斷半月板的前方可動性是因為肌肉攣縮而受到限制。

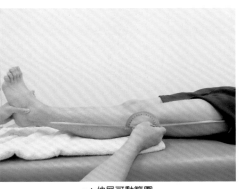

a：伸展可動範圍

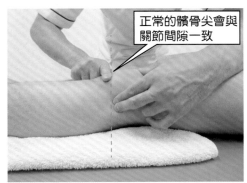

正常的髕骨尖會與關節間隙一致

b：確認是低位髕骨

圖5-51：半月板前方可動性低下的評估①

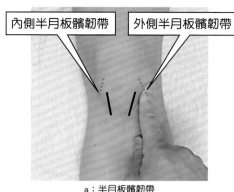

a：半月板髕韌帶

b：髕骨下脂肪墊

圖5-52：半月板前方可動性低下的評估②（確認壓痛部位）

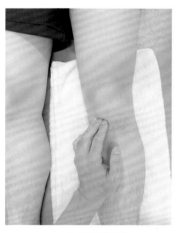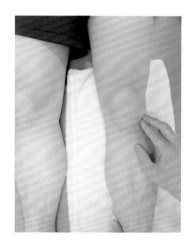

a：內側的觸診

b：外側的觸診

圖5-53：半月板前方可動性低下的評估③

一邊伸展膝關節，一邊從關節間隙的內側、外側觸診各半月板的前節，確認其可動性。

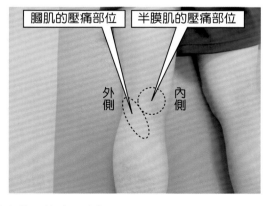

圖5-54：膝窩處疼痛的評估（壓痛）

確認半膜肌、膕肌的壓痛情況。

２）半月板前方可動性低下的治療法

可觀察到低位髕骨的膝關節，必定發生髕骨下脂肪墊沾黏以及柔軟度低下的情況，因而會阻礙半月板往前移動。對於此類患者要剝離髕骨下脂肪墊的沾黏，同時改善其柔軟度。

具體方法為：如圖5-55所示降低髕骨同時放鬆髕韌帶，在此位置以外力讓脂肪墊往左右方向活動，改善其柔軟度。

接著降低髕骨之後再讓患者自主伸展膝關節，隨著提高髕骨，將髕骨下脂肪墊往上拉，並透過半月板髕韌帶將半月板往前方牽引（圖5-56）。此外，如果內側髕支持帶與外側髕支持帶的柔軟度低下，會限制髕骨下脂肪墊的移動量，因此要先使用髕骨的傾斜（tilting）操作來改善髕支持帶的柔軟度[3、30~32]（請參閱第4章圖4-50～53、56）。

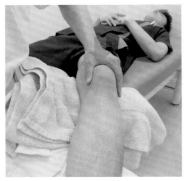 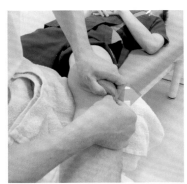

a：降低髕骨　　　　　　　　b：往內側移動　　　　　　　　c：往外側移動

圖5-55：髕骨下脂肪墊徒手操作來改善柔軟度

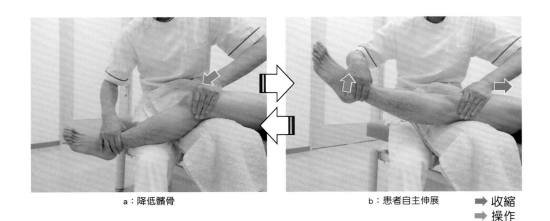

a：降低髕骨　　　　　　　　b：患者自主伸展

➡ 收縮
➡ 操作

圖5-56：髕骨下脂肪墊與滑液囊的剝離操作

9.隨膝關節伸展而來的膝窩疼痛說明

　　在本章最後，想向各位說明關於走路、跑步時產生的膝窩疼痛情況。一旦這種疼痛持續下去，也會變成膝關節伸展受限的原因，因此最好了解如何解釋膝窩疼痛、進行何種治療。

1）走路或跑步中產生的膝窩疼痛

　　走路、跑步中產生的膝窩疼痛與外傷沒有關係，而是基於站立期小腿外轉不穩定所產生的[30]，這種疼痛的特徵在於，會與從腳底著地轉移到站立中期的膝關節伸展同時出現。原本從腳跟著地到腳底著地時，膝關節會隨著小腿內轉而屈曲，而小腿外轉不穩定的膝關節會隨著膝關節屈曲，勉強小腿外轉，因此限制該動作會讓膕肌過度收縮。之後膝關節伸展引起膕肌內壓急速上升，可想見會產生膝窩疼痛。

　　林教授團隊的報告指出，在膝關節前面碰撞外傷後，產生膝窩疼痛的患者身上，全都可見到後外側轉動不穩定性（posterolateral rotatory instability，PLRI），可想見是產生膝窩疼痛的重要條件。產生PLRI的要因被認為是膝關節後外側支撐結構受損，造成腓骨頭後方不穩定的緣故。限制PLRI需要膕肌的作用，結果使得膕肌的腔室內壓亢進同時出現疼痛。治療方面以限制小腿外轉的貼紮評估為基礎（圖5-57），再加上限制PLRI的鞋墊（圖5-58）會很有效。

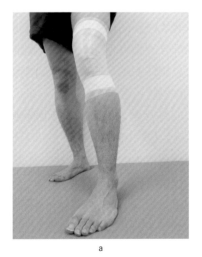 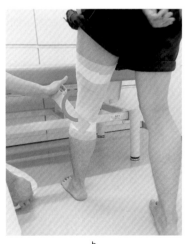 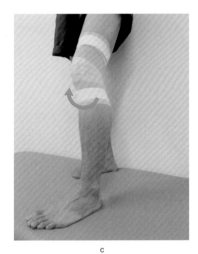

a　　　　　　　　　　　b　　　　　　　　　　　c

圖5-57：利用貼紮限制小腿外轉的評估

a：在大腿處貼上貼布內膜打底。
b：在大腿近端側、小腿近端側用錨點膠帶固定貼布內膜。
c：膠帶從小腿後面往內轉方向貼到大腿前面。
※ 通過大腿前面時，小心不要貼到髕骨。

5

膝關節伸展受限的評估與治療法

187

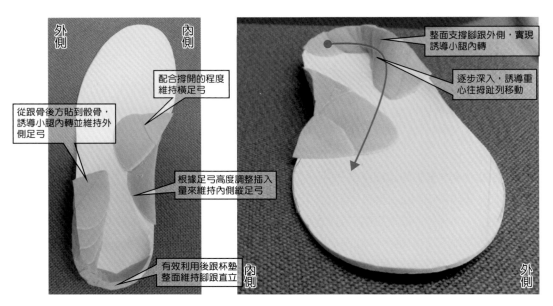

圖5-58：限制外轉的鞋墊（左腳）

圖中標註文字：

外側　內側

配合撐開的程度維持橫足弓

從跟骨後方貼到骰骨，誘導小腿內轉並維持外側足弓

根據足弓高度調整插入量來維持內側縱足弓

有效利用後跟杯墊整面維持腳跟直立

內側　外側

整面支撐腳跟外側，實現誘導小腿內轉

逐步深入，誘導重心往拇趾列移動

外側

2) 外傷及膝關節外科手術後產生的膝關節後外側疼痛

　　外傷及膝關節外科手術後也經常可見到膝窩疼痛[30]，許多這類患者身上殘留著輕度膝關節屈曲攣縮。不僅膝關節周圍骨折，遇到全膝關節置換術時，也必須注意無法完全伸展的膝關節。特別是在全膝關節置換術術後，即使膝關節內沒有感知疼痛的受器，也時常遇到主訴隨著走路膝關節後外側會疼痛的患者。

　　這類病例所見的特徵有：①走路時的疼痛，與腳底著地轉往站立中期的膝關節伸展時機一致；②膕肌通常沒有壓痛，而豆腓韌帶則有局部強烈壓痛；③後外側角會感受到疼痛，且患者可明確指出疼痛部位；④動態列位可見到伴隨站立期大腿過度內轉的膝蓋朝內（knee-in）；⑤改善屈曲攣縮的同時也減輕了疼痛。

　　這種疼痛是因為輕度的屈曲攣縮，尤其以豆腓韌帶為首的後外側支撐結構中有攣縮，相對地強制小腿外轉且膝關節伸展，因拉伸、牽引應力作用所產生的。

　　如果能確保完全伸展位，且能藉由韌帶獲得靜態的穩定性，疼痛就會消失。如果總是殘留著輕度的屈曲攣縮，便會引起這種疼痛，所以盡可能確實獲得膝關節的完全伸展很重要。

【参考文献】

1) STANLEY HOPPENFELD（著）野島元雄・他（監譯）: 図解 四肢と脊柱の診かた. 医歯薬出版株式会社. 2011, pp181.

2) 峰久京子・他: 特集 骨・関節疾患のバイオメカニクスと理学療法 膝伸展不全と理学療法. PT ジャーナル 29（8）:530-535, 1995.

3) 林典雄: 膝関節拘縮に対する運動療法の考え方～膝関節伸展機構との関連を中心に～ The Journal of Clinical Therapy（臨床理学療法研究会）Vol. 8: 1-11, 136-142, 2005.

4) 林典雄: 膝関節伸展機構の機能解剖と膝関節拘縮治療への展開. 愛知県理学療法士会誌 Vol. 3:8-16, 2004.

5) 今屋健: 当院における ACL 再腱術後のリハビリテーション－術後超早期からの伸展可動域の評価・獲得について. 東京スポーツ整形外科研修会－第 1 回スポーツリハビリテーションワークショップ－ Sportsmedicine 114:32-33, 2009.

6) 腰野富久: 膝触診マニュアル :2001, pp143.

7) 峰坂幸佳・他: 人工関節全置換術後における関節可動域の強度について. 関節外科 23（11）:123-134, 2004.

8) 橋本貴幸: 特集 膝伸展制限の評価と治療　伸展制限のデメリット. 整形外科リハビリテーション学会学会誌 18:24-27, 2016.

9) 宗田大: 膝痛 知る 診る 治す. メジカルビュー社. 2009, pp36-37.

10) 整形外科リハビリテーション学会（編）: 人工膝関節置換術に対する皮膚操作を中心とした可動域訓練. 関節機能解剖学に基づく整形外科運動療法ナビゲーション 下肢. メジカルビュー社. 2014, pp136-139.

11) 浅野昭裕: 膝関節の評価と治療. 茨城整形外科リハビリテーション研究会全国研修会資料. 2012.

12) 神山卓也・他: 特集 運動療法が適応となる膝関節痛の解釈と治療～その理論と技術～　膝後方支持組織に由来する膝関節痛の解釈と治療. 整形外科リハビリテーション学会学会誌 17:11-15, 2015.

13) 赤羽根良和・他: 鵞足炎におけるトリガー鑑別テストについて. 理学療法学 29（2）:285, 2002.

14) 林典雄: 運動療法のための機能解剖学的触診技術 下肢・体幹 第2版, メジカルビュー社. 2012, pp221, 99-100.

15) 赤羽根良和・他: 鵞足炎におけるトリガー筋の鑑別検査. 理学療法ジャーナル 46（2）:175-179, 2012.

16) 整形外科リハビリテーション学会（編）: 鵞足炎に対する運動療法. 関節機能解剖学に基づく整形外科運動療法ナビゲーション 下肢. メジカルビュー社. 2014, pp156-159.

5

膝關節伸展受限的評估與治療法

17) 苅谷賢二・他：特集 膝伸展制限の評価と治療　筋性障害．整形外科リハビリテーション学会学会誌 18:28-33, 2016.

18) 新名正由（譯）：膝 - 形態・機能と靭帯再建－．シュプリンガー・フェアラーク．1989, pp86-90.

19) 林優・他：特集 膝伸展制限の評価と治療　関節性障害．整形外科リハビリテーション学会学会誌 18:p34-38, 2016.

20) 稲葉将史・他：特集 膝伸展制限の評価と治療　膝関節前方インピンジメント障害．整形外科リハビリテーション学会学会誌 18:p39-42, 2016.

21) 今屋健・他：特集 膝疾患の機能解剖学的病態把握と理学療法 膝内側側副靭帯の機能解剖学的病態把握と理学療法．理学療法 29（2）: 152-160, 2012.

22) 松本正知：骨折の機能解剖学的運動療法－その基礎から臨床まで－ 総論・上肢：2015, pp112-115, 19-135.

23) 整形外科リハビリテーション学会（編）：膝内側側副靭帯損傷後の運動療法．関節機能解剖学に基づく整形外科運動療法ナビゲーション 下肢．メジカルビュー社．2014, pp124-127.

24) LaPrade RF, et al:The anatomy of the medial part of the knee. J Bone Joint Surg Am89（9）:2000-2010, 2007.

25) 整形外科リハビリテーション学会（編）：膝前十字靭帯再建術後の運動療法．関節機能解剖学に基づく整形外科運動療法ナビゲーション 下肢．メジカルビュー社．2014, pp116-119.

26) 整形外科リハビリテーション学会（編）：膝後十字靭帯付着部剥離骨折に対する運動療法の１例．関節機能解剖学に基づく整形外科運動療法ナビゲーション 下肢．メジカルビュー社．2014, pp128-131.

27) J. CASTAING, et al. 井原英俊，他（共譯）：図解 関節・運動器の機能解剖 下肢編．協同医書出版社．1990, pp110-114.

28) Rene Calillit（著）・萩島秀男（譯）：図説　運動器の機能解剖．医歯薬出版株式会社．2000, pp212-218.

29) 整形外科リハビリテーション学会（編）：膝関節屈曲拘縮に対する運動療法．関節機能解剖学に基づく整形外科運動療法ナビゲーション 下肢．メジカルビュー社．2014, pp84-87.

30) 林典雄：膝窩部痛に対する考え方と運動療法の展開．理学療法兵庫 No13:pp23-30, 2007.

31) 整形外科リハビリテーション学会（編）：膝蓋骨骨折に対する保存療法としての運動療法．関節機能解剖学に基づく整形外科運動療法ナビゲーション 下肢．メジカルビュー社．2014, pp76-79.

32) 整形外科リハビリテーション学会（編）：脛骨高原骨折に対するギプス固定後の運動療法．関節機能解剖学に基づく整形外科運動療法ナビゲーション 下肢．メジカルビュー社．2014, pp192-195.

第 6 章
病例介紹

第6章　病例介紹

病例1　70多歲　男性　脛骨高丘骨折後的膝關節攣縮

【診斷病名】

脛骨高丘骨折（霍爾氏分類〔Hohl classification〕：局部壓迫〔Local compression〕，圖6-1）

受傷機轉：從1m左右的高度跌落時，膝關節被強制屈曲與外翻而受傷。

X光影像中可見到脛骨外髁的高丘部分凹陷。

【骨科的治療方針】

保守治療。用輔具固定於伸展位1個月。

【經過及症狀】

用輔具固定1個月後，換成兩側有支柱的膝關節軟性輔具，開始在門診進行物理治療。膝關節可動範圍是伸展-10度，屈曲120度。雖然允許在疼痛能忍受的範圍內負重步行，但會明顯疼痛，使用兩側腋下拐來控制部分負重。即使在受傷2個月後允許完全負重，還是會見到裘馨式跛行，持續使用單側腋下拐走路。

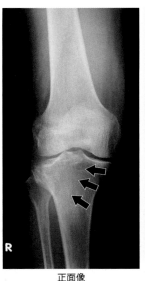 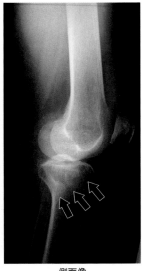

正面像　　　　　　　側面像

圖6-1：受傷時的X光影像

脛骨高丘骨折（霍爾氏分類：局部壓迫）。

【解讀】

本患者診斷為膝關節輕度屈曲位下，被強制外翻而產生的脛骨高丘骨折，能預想得到以MCL為首的內側支撐組織容易損傷。因此必須心裡先有底會遇見MCL附近軟組織沾黏，而且位於骨折範圍的外側半月板損傷，會引起疼痛與可動範圍受限，再進行處置。另外，隨著關節內骨折而來的關節內血腫，是容易產生關節內沾黏的環境，如此便可解釋攣縮起因於這些複數要因重疊起來的病況。

【留意重點】

i）脛骨骨折處下陷；ii）腫脹、浮腫；iii）膝關節伸展可動範圍受限；iv）肌力低下；v）半月板的活動受限；vi）膝關節屈曲可動範圍受限

【運動治療實務】

基於前述內容，施行以下運動治療。

i）針對脛骨骨折處下陷

為了防止脛骨高丘骨折處下陷，考量骨頭的修復過程，以8週後完全承重為目標，鼓勵患者「負重時在不會疼痛的範圍內，用腋下拐負重走路」。過度重視訂定好的計畫，勉強用單側腋下拐走路，容易引起膝關節外翻不穩定，必須多注意（圖6-2）。此外，負重時如果疼痛遲遲不減少，要控制負重量在不勉強的範圍內，同時讓骨頭癒合為優先事項。

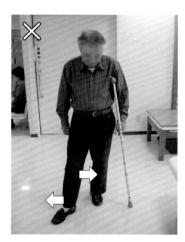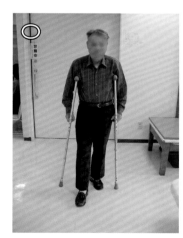

用單側腋下拐容易產生膝關節外翻

圖6-2：考量骨折處的步行指導

過度重視訂定好的計畫，勉強用單側腋下拐走路，容易引起膝關節外翻不穩定，必須多注意。

ii）針對腫脹、浮腫

為了預防並改善腫脹、浮腫引起的疼痛及可動範圍限制，要徹底執行「腫脹、浮腫管理」。

iii）針對膝關節伸展可動範圍受限

一旦伸展可動範圍受限，有可能將壓迫負荷集中在部分股脛關節面，或發生往內側推擠的危險。由此可知，為了獲得負重時穩定的接觸面積，首要是「獲得膝關節伸展可動範圍」（圖6-3）。

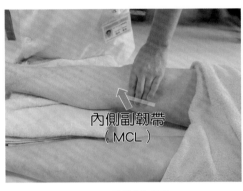

a：MCL 的拉伸與滑動

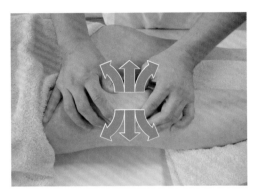

b：髕支持帶的拉伸

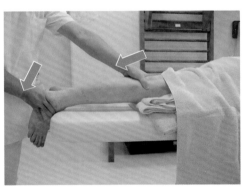

c：後方關節囊的拉伸

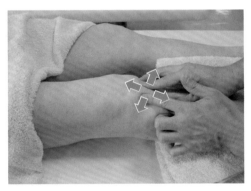

d：髕韌帶、髕骨下脂肪墊的拉伸

圖6-3：獲得膝關節伸展可動範圍
為了獲得負重時穩定的接觸面積，首要是「獲得膝關節伸展可動範圍」。

ⅳ）針對肌力低下

在已改善的膝關節伸展可動範圍中，要盡早強化伸展肌力，重新獲得穩定的膝關節（圖6-4），負重下強化肌力尤其有效。

ⅴ）針對半月板的活動受限

也要著眼於伴隨半月板周圍沾黏的症狀，利用肌肉收縮來維持、改善半月板往前及往後的移動性。

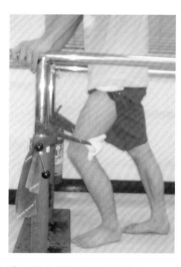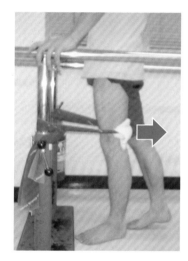

圖6-4：負重下強化膝關節伸展肌力

在已改善的膝關節伸展可動範圍中，要盡早強化伸展肌力，重新獲得穩定的膝關節。讓患者有如將膝窩往後拉一般自主伸展膝關節，促使股四頭肌收縮。

vi）針對膝關節屈曲可動範圍受限

　　獲得可動範圍時，首要是獲得伸展可動範圍，再努力改善屈曲可動範圍。確實施行前述 i）~v）項的運動治療，能讓之後擴大屈曲可動範圍更順利。要一邊配合屈曲角度的改善情況探討攣縮要因，一邊努力擴大可動範圍（圖6-5）。

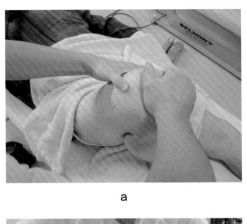

a

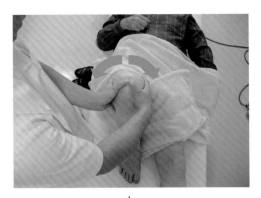

b

髕骨外側 股外側肌	髕骨上端 股中間肌
脛骨往後移動 ACL 拉伸 PCL 拉伸	

c

圖6-5：獲得膝關節屈曲可動範圍

要一邊配合屈曲角度的改善情況探討攣縮要因，一邊努力擴大可動範圍。
a：一邊拉伸外側髕支持帶、股外側肌、股中間肌，一邊引導出髕骨在冠狀面上的內轉外轉。
b：利用拉伸及壓扁髕骨上脂肪墊、股骨前脂肪墊、髕上囊，引導並改善在股骨上冠狀面的移動性。
c：利用脛骨往後方的滑動與脛骨內轉，引導並拉伸ACL、PCL，重現深屈曲可動範圍的運動學。

【治療成效】

　　患者受傷後花了2個月，膝關節可動範圍改善到伸展0度、屈曲155度。受傷後6個月結束復健時，可維持跪坐需要的深屈曲可動範圍，走路、上下樓梯時也不會疼痛，重新獲得了有功能的膝關節（圖6-6）。

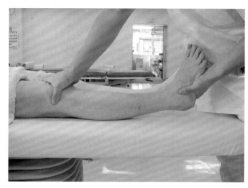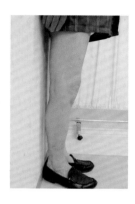

膝關節伸展可動範圍

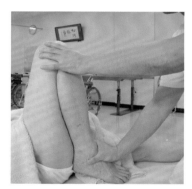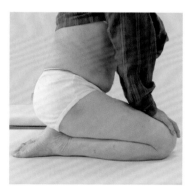

膝關節屈曲可動範圍

圖6-6：治療成效
膝關節伸展及屈曲可動範圍改善，並重新獲得了不會疼痛、有功能的膝關節。

6

病例介紹

病例2　10多歲　男性　大腿外傷後的膝關節攣縮

【診斷病名】

左大腿血腫後外傷性骨化性肌炎（圖6-7）

受傷機轉：在空手道社團活動練習時，對手用力低踢踢到患者的左大腿外側部分，因而受傷。

影像觀察時，X光影像中可見到紡錘狀的鈣化點。電腦斷層（CT）影像中則可見到股中間肌的外側有鈣化點。

【骨科的治療方針】

保守治療。

【經過及症狀】

患者受傷經過25天時，以運動治療為目的到本院看診，開始每週3次門診的物理治療。

初診時疼痛明顯，大腿外側中央發熱、腫脹、有肌肉硬結，同時可見到大腿整體有肌肉痙攣。會隨著膝關節屈曲、伸展運動而疼痛，同時在大腿外側中央部分有壓痛。患側大腿周長與健側差了-1.5㎝，可見有肌肉萎縮。膝關節可動範圍方面，屈曲70度，伸展0度，伸展不全為10度。在可動範圍內施行徒手肌力測試（MMT），屈曲3+，伸展4。走路時會維持膝關節輕度屈曲位，可見到站立期極短的疼痛性跛行。

【解讀】

治療外傷性骨化性肌炎時，即使已不再發炎，勉強運動仍會助長病情惡化或鈣

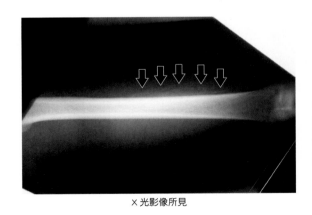

X光影像所見　　　　　　　　　　　　CT所見

圖6-7：X光影像及CT影像

左大腿血腫後外傷性骨化性肌炎。

病例4　30多歲　女性　髕骨重複骨折後的膝關節攣縮

【診斷病名】

右髕骨橫向骨折（3 part）術後髕骨再度骨折（圖6-14）

受傷機轉：髕骨骨折術後追蹤中跌倒，骨折處用力撞擊地面，髕骨再度骨折。

【骨科的治療方針】

手術治療及關節鬆動術。

【經過及症狀】

再度骨折10天後，患者在他院接受二度手術（張力鋼絲接骨術〔Zuggurtung 法〕，circulate wiring）。出院後，從術後18天起開始來本院門診物理治療。可見到其髕上囊沾黏，明顯疼痛、膝關節屈曲可動範圍受限、膝關節肌力低下（殘存伸展不全的情況）。可動範圍受限改善情況不佳，7個月後施行關節鬆動術[註3]。

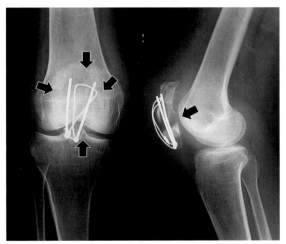

再度骨折

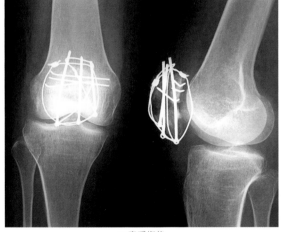

二度手術後

圖6-14：再度骨折時與二度手術後的X光影像

右髕骨橫向骨折（3 part）術後髕骨再度骨折。

6

病例介紹

[註3]　關節鬆動術：主要是剝離關節內軟組織沾黏的手術方法。

【解讀】

本患者是以防止再度骨折及粉碎性骨折造成骨折部位分離為優先，積極地進行膝關節屈曲可動範圍運動有困難。由於是在初次骨折的恢復途中再度骨折，所以很難預防髕骨周圍軟組織的纖維化、縮短、沾黏與髕上囊的沾黏。經過6個月時，膝關節屈曲可動範圍有90度已是極限，因此與患者研討使用關節鬆動術，於術後7個月時施行。透過關節鬆動術剝離髕上囊、髕骨周圍軟組織的沾黏，確保膝關節屈曲可動範圍有120度，患者最後獲得了深屈曲可動範圍。關節鬆動術後，如何預防再度沾黏是最重要的課題，努力預防髕上囊、髕支持帶等沾黏的同時，確保縮短組織的延展性，便有可能獲得大於術中可動範圍的屈曲角度。

【留意重點】

ⅰ）二度手術部位重複骨折的危險性；ⅱ）關節鬆動術後再度沾黏

【運動治療實務】

ⅰ）針對二度手術部位重複骨折的危險性

本患者是再度骨折又加上粉碎性骨折，積極的屈曲可動範圍練習，有讓骨折部位分離或再度骨折的危險性，所以很困難。不僅如此，這次是在初次骨折部位再度骨折，使得軟組織損傷更加嚴重，手術傷口癒合、運動限制的期間都要延長。這些惡劣條件重疊起來便產生了攣縮，因此與醫師商量後，心中有施行關節鬆動術的念頭，如此進行運動治療。在關節鬆動術前，為了獲得膝關節屈曲可動範圍，進行了腫脹、浮腫管理（圖6-15）、維持伸展可動範圍、滑動傷口的皮下組織、拉伸膝關節周圍軟組織、以屈曲位持續拉伸（圖6-16），並且在獲得的可動範圍內訓練起身、走路、上下樓梯以及有氧運動。此外，也努力預防在自立的日常生活中跌倒，不過膝關節屈曲可動範圍卻停滯在90度。

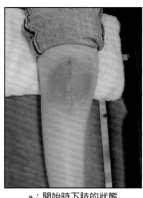

a：開始時下肢的狀態

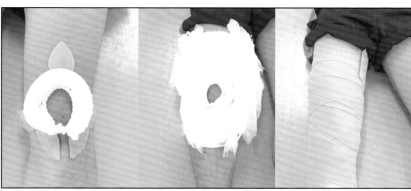

b：腫脹、浮腫管理

圖6-15：腫脹、浮腫管理

ii）針對關節鬆動術後再度沾黏

　　關節鬆動術後要預防髕上囊、髕骨周圍軟組織的再度沾黏，改善以往無法拉伸組織的延展性，這很重要。運動治療除了關節鬆動術前的方法，要再加上以各種條件讓患者自主屈曲伸展運動（圖6-17）。接著還要追加改善深屈曲可動範圍的治療（圖6-18）。

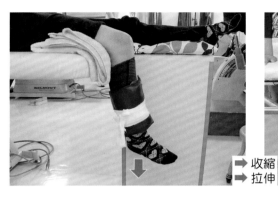
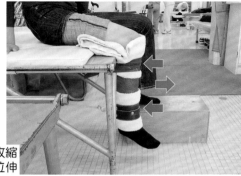

　　➡ 收縮
　　➡ 拉伸

a　　　　　　　　　　　　　　　　b

圖6-16：持續牽引治療

a：用5kg的重物將小腿垂直往下牽引，拉開股脛關節。
b：為了擴大膝關節屈曲可動範圍的持續拉伸，牽引脛骨近端及脛骨遠端兩處，努力擴大可動範圍。

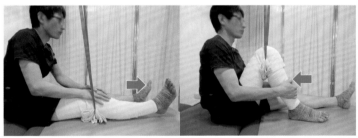
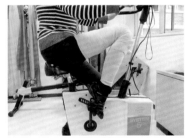

a：自主屈曲伸展運動　　　　　　　　　　b：健身腳踏車

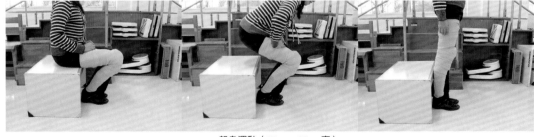

c：起身運動（45 cm、35 cm高）

圖6-17：各種條件下的膝關節屈伸運動

a：腫脹、浮腫管理下，利用彈力帶進行往伸展方向的阻抗運動、輔助往屈曲方向自主屈曲伸展運動，可以協調屈曲以及伸展運動。
b：調整健身腳踏車的座位高度，用可屈曲的角度反覆屈曲伸展運動。
c：用配合屈曲角度與肌力的高度反覆起身運動，強化包含健側在內的股四頭肌。

本患者接受了張力鋼絲接骨術，已植入骨釘及鋼絲，因此要併行擴大可動範圍，下功夫讓獲得的被動屈曲可動範圍藉由自主屈曲運動變成可以活動。屈曲145度左右起，要留意固定器材是否破損以及有無再度骨折，並不利用自身體重跪坐。最後拔骨釘時也有機會剝離沾黏，不勉強透過跪坐擴大可動範圍，而是徒手輕輕推擠即可。

【治療成效】

關節鬆動術後2個月，患者獲得了145度的深屈曲可動範圍，MMT在屈曲伸展成績都是4，可獨立走路，也可自立進行日常生活活動（ADL）了。

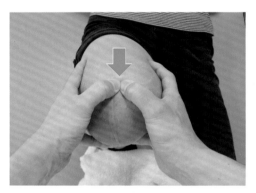
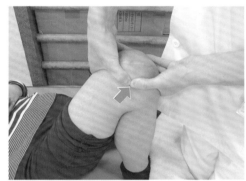

a：深屈曲位徒手拉伸

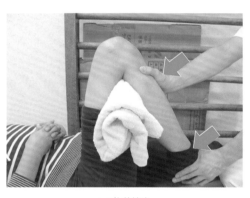

b：往前拉出

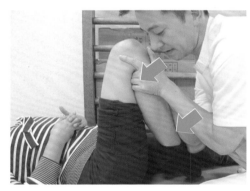

c：深屈曲位被動 ROM

圖6-18：獲得膝關節深屈曲可動範圍

a：以深屈曲位徒手拉伸髕骨上脂肪墊、髕支持帶。
b：小腿後方夾住毛巾屈曲膝關節，促使小腿往前推出，拉伸內外側髕支持帶的下方、髕骨下脂肪墊、ACL。
c：在深屈曲可動範圍下，治療師用拇指、食指將脛骨近端往後推擠，中指到小指夾進患者脛骨後面，預防夾擠的同時屈曲膝關節。

【診斷病名】

右髁間隆凸扯裂性骨折（圖6-19）

受傷機轉：機車行進中與車子發生碰撞事故。膝關節屈曲位下的直接外力讓ACL過度拉伸，結果產生扯裂性骨折。

【骨科的治療方針】

手術治療。透過關節鏡用中空式海綿骨螺釘（Cannulated Cancellous Screw，CCS）固定骨片（圖6-20）。

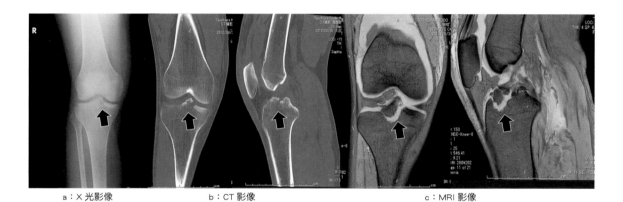

a：X光影像　　　　　　b：CT影像　　　　　　　　　c：MRI影像

圖6-19：受傷時的X光、CT、MRI影像

右髁間隆凸扯裂性骨折。

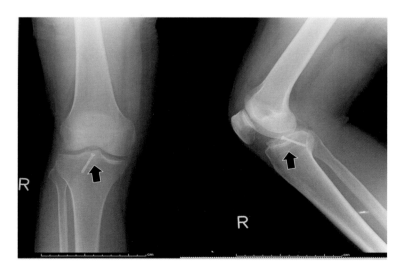

圖6-20：術後X光影像

透過關節鏡用中空式海綿骨螺釘（CCS）固定骨片。

【經過及症狀】

　　開始物理治療時腫脹及疼痛明顯，需要仔細地操作。處方內容：術後2週內走路時不負重，禁止關節可動範圍運動。經過術後2週，在伸展膝關節輔具固定下、疼痛可忍受的範圍內，允許負重步行與關節可動範圍運動，術後1個月起便取消了所有禁止事項。

【解讀】

　　根據手術所見，ACL著骨點的髁間隆凸處有扯裂性骨折，以骨科醫師開立的處方內容進行物理治療。與此同時，考量到不讓整復過的剝離骨片分離或移位，膝關節伸展到底及膝關節屈曲時拉伸ACL的運動治療很重要。雖然在伸展終末範圍出現限制，但刻意不強求更多的可動範圍，膝關節屈曲可動範圍方面，則有必要考量到ACL與PCL交纏產生過度內轉、過度外轉運動所引起的ACL拉伸。物理治療時有必要每次配合醫師診察，一邊確認骨頭有無移位及骨頭的穩定性，一邊逐步擴大可動範圍，進行不會影響骨頭癒合的可動範圍運動。

【留意重點】

　　i）可動範圍運動開始前的準備；ii）ACL著骨點的拉伸；iii）膝關節屈曲可動範圍受限

【運動治療實務】

i）針對可動範圍運動開始前的準備

　　由於術後2週內都禁止關節可動範圍運動，所以施行腫脹、浮腫管理、溫和的髕骨原位運動，以及徒手操作預防髕上囊沾黏、進行髕骨運動。

ii）針對ACL著骨點的拉伸

　　術後經過2週，允許患者進行可動範圍運動，但是要一邊觀察骨頭癒合程度，一邊與醫師商量下進行。其中伸展可動範圍因為疼痛、腫脹，在輕度屈曲位下開始受到限制，然而強制伸展膝關節會使得ACL緊繃，提高髁間隆凸分離的應力，所以確認疼痛情況的同時，頂多在患者能自主運動的範圍內運動。接著等骨頭癒合之後，治療師緩緩施力增加徒手操作的負荷，努力改善可動範圍。到最後獲得左右沒有差別的伸展可動範圍花了3個月以上，不過沒有骨片移位與不穩定的情況。

iii）針對膝關節屈曲可動範圍受限

　　想改善屈曲可動範圍，要考慮到小腿內轉時ACL與PCL交纏使得十字韌帶變緊繃，以及小腿過度外轉會使得ACL變緊繃的情況，因此雖然違反生理，但會刻意用小腿內轉外轉中間位或小腿輕度外轉位，在容許範圍內進行屈曲操作（圖6-21）。接下來等到骨頭癒合之後，再用小腿內轉、屈曲來改善終末可動範圍。

【治療成效】

術後4個月時，患者獲得了膝關節屈曲及伸展可動範圍的終末範圍，結束療程。
屈曲、伸展的肌力都是5，可獨自走路，也能自力進行日常生活活動，回歸職場。

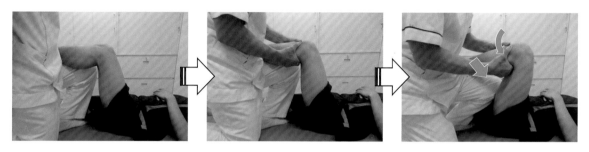

圖6-21：小腿外轉位下，膝關節屈曲可動範圍的運動

想改善屈曲可動範圍，要考慮到小腿內轉時，ACL與PCL交纏使得十字韌帶變緊繃，因此雖然違反生理，但會刻意用小腿內轉外轉中間位或小腿輕度外轉位，在容許範圍內進行屈曲操作。

【診斷病名】

左股骨外髁粉碎性骨折（圖6-22）

【骨科的治療方針】

手術治療：髕骨外側邊緣處皮膚切開10㎝，再加上切斷LCL與關節囊，近端3大塊骨片用附墊圈的OSTEOTRANS螺絲固定（生物可吸收性骨釘骨板固定系統的螺絲），遠端2個骨片則插入OSTEOTRANS骨釘（生物可吸收性骨釘骨板固定系統的骨釘），修復剝落的組織（圖6-23）。

【經過及症狀】

骨科醫師開立的處方內容是：術後2週內完全不要負重，禁止關節可動範圍運動。開始運動治療時，患者的腫脹及疼痛非常強烈。經過術後2週之後，允許關節可動範圍運動做到膝關節屈曲90度，此時屈曲為45度，伸展不全為25度。術後6週以後，允許完全負重步行，再加上屈曲到120度的關節可動範圍運動，此時屈曲為90度，伸展不全為20度。接著在術後8週時，解除了關節可動範圍運動的限制，此時屈曲為100度，伸展不全為15度。

【解讀】

本患者因股骨外髁粉碎性骨折，與沿著髕骨外側邊緣的傷口沾黏，引起包含外側髕支持帶、LCL、外側前方關節囊、股外側肌及股中間肌、髂脛束在內的沾黏、伸展不全，並使得膝關節伸展及屈曲可動範圍受限。此外，伴隨關節內骨折的血腫及切開關節囊的整復操作，必定會造成髕上囊沾黏、股四頭肌收縮不全，因此有必要努力維持、改善髕骨外側邊緣周圍組織的滑動性與延展性。膝關節近端外側處的沾黏，會限制伴隨膝關節屈曲所有方向的髕骨運動，故解讀為明顯與可動範圍限制有直接關係。

【留意重點】

ⅰ）外側髕支持帶（縱向纖維、橫向纖維）的手術傷口；ⅱ）包含股外側肌、股中間肌在內的外髁骨片周圍軟組織損傷；ⅲ）髂脛束相關組織的沾黏；ⅳ）伸展不全

【運動治療實務】

ⅰ）針對外側髕支持帶（縱向纖維、橫向纖維）的手術傷口

以附著於股骨外髁的組織、沿髕骨外側邊緣的外側髕支持帶（縱向、橫向纖維）為中心產生的沾黏會限制髕骨運動，故預防其沾黏為最重要課題（圖6-24）。

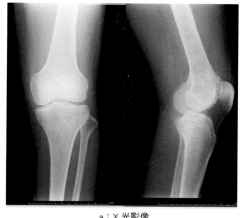
a：X光影像

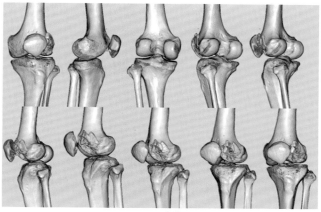
b：CT影像

圖 6-22：受傷時的 X 光、CT 影像

左股骨外髁粉碎性骨折。

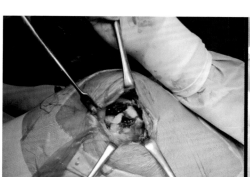
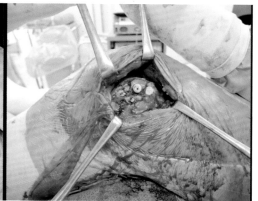

圖 6-23：手術所見

髕骨外側邊緣處切開 10 ㎝ 的皮膚，再加上切斷 LCL 與關節囊，近端 3 大塊骨片用附墊圈的 OSTEOTRANS 螺絲固定，遠端 2 個骨片則插入 OSTEOTRANS 骨釘，修復切離的組織。

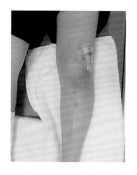
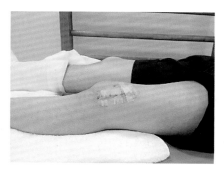
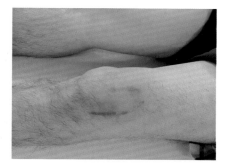

圖 6-24：開始物理治療時的膝關節外觀

以外側髕支持帶（縱向纖維、橫向纖維）為中心產生沾黏，可想見會限制髕骨運動。

為了維持伴隨膝關節屈曲運動在髕骨冠狀面上的內轉外轉，與水平面上的內轉外轉，要施行髕骨的傾斜操作，同時持續預防各纖維沾黏（圖6-25）。

股外側肌、股中間肌的柔軟度要在肌肉多次收縮之後，用膝關節伸展位及屈曲位，進行髕骨的傾斜操作，拉伸外側髕支持帶的橫向纖維（圖6-25a、b）。此外，要在固定髂脛束的情況下，進行髕骨的傾斜操作，用膝關節伸展位及屈曲位，拉伸連接髂脛束與髕骨的纖維束（iliotibial band-patella fiber，ITB-P纖維，圖6-25c、d）。

接下來在膝關節屈曲可動範圍運動時，要阻止股外側肌、股中間肌往遠端滑動，再一邊屈曲、內轉、內翻，拉伸外側髕支持帶（圖6-25e）。

ii）針對包含股外側肌、股中間肌在內，外髁骨片周圍軟組織的損傷

外側髕支持帶與股外側肌、股中間肌相連，這些肌群攣縮會使得外側髕支持帶緊繃，因此改善沾黏時不能缺少這些肌群產生的收縮刺激。再加上股中間肌與股骨之間沾黏，會造成嚴重的膝關節屈曲受限，所以要徒手引導出股外側肌、股中間肌的柔軟度並改善沾黏。進行i）及ii）的治療時，可以適度增加膝關節屈曲角度，來拉伸並改善組織情況。

iii）針對髂脛束相關組織的沾黏

連接髂脛束與髕骨的纖維束ITB-P纖維沾黏，也是直接限制髕骨水平面上內轉外轉的原因，所以要在固定髂脛束的情況下，以外力誘導髕骨在水平面上內轉外轉（圖6-25）。

iv）針對伸展不全

改善伸展不全需要長時間，持續地個別及整體誘導股四頭肌每塊肌肉收縮。

【治療成效】

術後6個月時改善到膝關節伸展0度、屈曲130度，沒有伸展不全的狀態，也成功回歸整備車輛的工作。雖然最後仍殘存膝關節屈曲可動範圍限制，但考量到患者膝關節近端外傷部位的狀態，可認為是很不錯的治療成效。

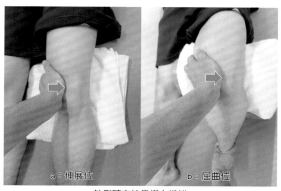

a：伸展位　b：屈曲位

外側髕支持帶橫向纖維

固定髂脛束

c：伸展位　d：屈曲位

ITB-P 纖維

加上屈曲、內翻、內轉來拉伸

阻止股外側肌、股中間肌移動

e：屈曲可動範圍訓練

外側髕支持帶縱向纖維

圖 6-25：針對外側髕支持帶的髕骨操作

6

病例介紹

【診斷病名】

　　兩側變形性膝關節炎（圖6-26）

【骨科的治療方針】

　　手術治療：全膝關節置換術（圖6-27）

　　採用股內側肌間技術（midvastus），同一天進行兩側的美商史賽克（Stryker）Triathlon PS置換術。術後沒有特殊限制，術後隔天起便開始物理治療。

【經過及症狀】

　　術前可見到兩側膝關節高度內翻變形且腫脹，是有時會需要穿刺的狀態。膝關節可動範圍左右都可屈曲110度以上；負重時疼痛視覺類比量表（VAS）右100分，左80分；步行能力方面，可步行約500m，但無法上下樓梯。

　　術後有明顯腫脹、浮腫、手術傷口疼痛，但隨著時間經過可見到疼痛減輕，且運動功能提升。

【解讀】

　　兩側同時進行全膝關節置換術（以下簡稱TKA），離床、更換交通工具、移動中容易伴隨疼痛，因此需要膝關節的單關節運動，與負重下的多關節複合運動。TKA（PS型）會切開關節內韌帶（ACL及PCL）與半月板，所以膝關節單關節運動時，是

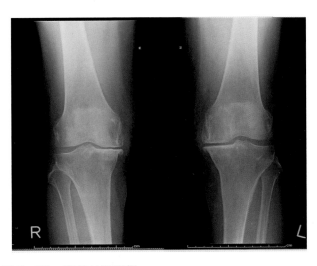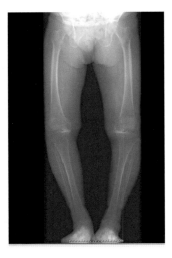

圖6-26：術前X光影像

兩側變形性膝關節炎的患者。

靠著人工膝關節的結構穩定性，與膝關節周圍軟組織來獲得穩定，由此可知，讓包覆膝關節的皮膚、肌肉、韌帶、關節囊等軟組織適應（remodeling）人工關節的運動軌跡很重要。

　　如此一來，首先提高單關節運動的功能，具備了容易施行多關節複合運動的條件之後，接下來再結合膝關節可動範圍的起立運動，在可忍受疼痛的範圍內，負重走在平行桿之間，藉此促使功能恢復得更流暢，這很重要。

【留意重點】
　　ⅰ）膝關節伸展可動範圍優先；ⅱ）皮膚傷口與皮下組織的沾黏；ⅲ）股內側肌周圍的傷口疼痛、沾黏；ⅳ）配合TKA形狀的可動範圍訓練

【運動治療實務】
ⅰ）針對膝關節伸展可動範圍優先
　　離床、更換交通工具、走路中，為了能維持坐著時膝關節下垂屈曲90度以上的可動範圍，以及穩定的站立姿勢，要擴展膝關節伸展可動範圍。術前便能見到伸展受限的患者很多，罹患期間如果是以年為單位，要在可能的範圍內擴大，並努力維持伸展可動範圍。參考手術時能獲得的可動範圍盡力改善。

ⅱ）針對皮膚傷口與皮下組織的沾黏
　　膝關節屈曲可動範圍方面，不只在切開皮膚的縫合處，為了擴大術野，大大拉開的皮下組織傷口處也包含在內，要引導出皮膚與皮下組織之間的滑動。

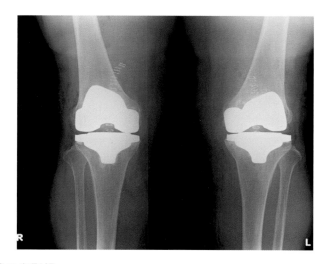

圖6-27：術後X光影像
全膝關節置換術（兩側手術於同一天進行）。

iii）針對股內側肌周圍的傷口疼痛、沾黏

要維持切開的股內側肌，與位於其下的滑液囊兩者之間的滑動性。為了重新獲得延展性，充分改善股內側肌收縮功能的同時，還要擴大膝關節屈曲可動範圍。手術中會切除一部分的髕骨下脂肪墊，也要預防此處的沾黏。

iv）針對配合TKA形狀的可動範圍訓練

雖然TKA器械結構容許膝關節屈曲、伸展與轉動運動，但這並非患者原先的生理性骨頭運動。要在壓緊膝關節的狀態下反覆屈曲、伸展運動，讓軟組織逐漸適應人工關節的運動（圖6-28）。

【治療成效】

約1個月後，患者膝關節伸展0度，屈曲130度，可以拿著T字拐杖走路、自己走路、上下樓梯。

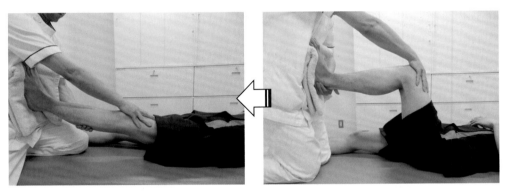

從屈曲到伸展

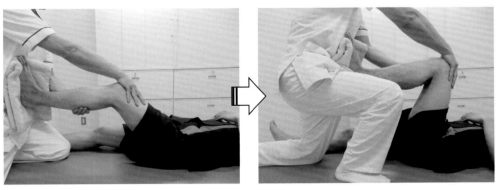

從伸展到屈曲

圖6-28：運動治療

要在壓緊膝關節的狀態下反覆屈曲、伸展運動，一邊維持軟組織的穩定性，一邊重新構築膝關節周圍的軟組織以求人工關節術後穩定。

病例8　30多歲　男性　色素絨毛結節性滑膜炎引起的膝關節攣縮

【診斷病名】

色素絨毛結節性滑膜炎（圖6-29）

【骨科的治療方針】

手術治療：髕上囊明顯擴大，出血性黏稠腫瘤組織瀰漫性沾黏，也可見到滑膜增生。切開大腿前面及膝窩處的皮膚，便可切除關節內腫瘤。

【經過及症狀】

開始時腫脹及疼痛強烈，呈膝關節屈曲位。復健處方內容為：允許強化股四頭肌肌力、進行關節可動範圍運動（ROMex）、練習拿腋下拐走路（2～3週內避免過度負重，在可忍受的疼痛範圍內部分負重）。治療後膝關節屈曲可動範圍為90度，伸展為-20度，肌力無論屈曲伸展都是MMT 2，在平行桿內行走可負重到體重⅓的程度。

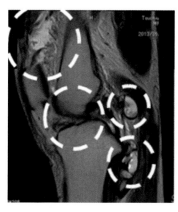　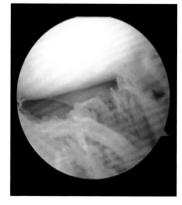

　　　a：MRI 影像　　　　　　　　　b：手術所見

色素絨毛結節性滑膜炎

圖6-29：MRI所見與關節內滑膜

a：MRI影像中，可見到關節內瀰漫性的滑膜炎，從膝窩處到小腿近端的肌肉層下，有鑲嵌狀的結節性病變。
b：關節鏡影像中，可見到滑膜增生。

【解讀】

　　此病例切開了大腿前面及後面的皮膚，使屈曲與伸展的可動範圍受到限制。不僅皮膚與皮下組織之間沾黏，術後長時間伴隨強烈腫脹、浮腫的膝關節屈曲姿勢，特別會助長伸展可動範圍的限制，甚至還會有無法維持已獲得可動範圍的狀況。手術是以軟組織為目標，並沒有骨折或關節的問題，因此在獲得伸展終末範圍之前，考慮應用持續牽引治療。如此一來，便能盡早努力改善伸展可動範圍，屈曲可動範圍也隨之恢復。然而想恢復股四頭肌的肌力頗花時間，可想見對呈現滑膜炎的關節內手術而言，是容易併發的要因。

【留意重點】

　　i）腫脹、浮腫；ii）膝關節伸展可動範圍受限；iii）預防髕上囊的沾黏、擴大肌力、膝關節伸展及屈曲可動範圍

【運動治療實務】

i）針對腫脹、浮腫

　　在鎮痛劑發揮效用的時間帶中進行處置，控制疼痛的同時徹底管理腫脹、浮腫。

ii）針對膝關節伸展可動範圍受限

　　為了預防並改善膝關節伸展可動範圍受限，自主練習方面，會利用架在床邊的頭頂懸帶，施行下肢伸展抬高運動，與膝關節伸展位維持運動，要盡可能利用重物施行膝關節伸展位維持運動（圖6-30）。

　　接下來努力改善大腿後面膝窩切開處，皮膚與皮下組織之間的滑動性，透過伸展可動範圍訓練擴大可動範圍。

　　此外，本患者有伸展可動範圍縮回的問題，針對這點，在皮膚修復穩定的術後1週起，便利用持續拉伸法，進行伸展可動範圍運動，獲得完全伸展位（圖6-31）。在復健室也會合併使用以改善伸展限制為目的的牽引治療。

iii）針對預防髕上囊的沾黏、擴大肌力、膝關節伸展及屈曲可動範圍

　　努力維持膝關節伸展結構的髕上囊、股骨前脂肪墊、股中間肌、膝關節肌的柔軟度，且讓皮下組織滑動，促使股四頭肌到膝關節伸展終末範圍為止都會收縮（圖6-32）。確保伸肌的柔軟度，也會連帶擴大屈曲可動範圍。

【治療成效】

　　雖然肌力恢復得相當慢，不過膝關節屈曲、伸展都沒有左右差異，確保了正常的可動範圍，患者順利回歸復健相關行業的職場，結束復健。

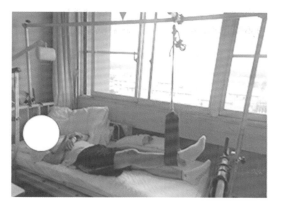

圖6-30：在病房維持膝關節伸展位

在病床架好支架，利用懸帶施行下肢伸展抬高運動，與膝關節伸展位維持運動，且利用重物施行膝關節伸展位維持運動。

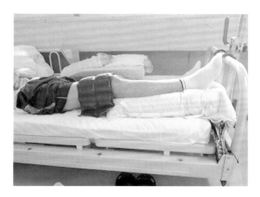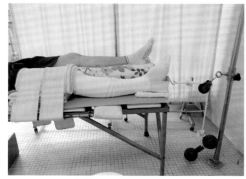

圖6-31：持續拉伸法

患者躺在病床上，膝蓋上放置5kg重的砂袋綁袋，在可忍受的疼痛範圍內施行。在復健室也會合併使用持續拉伸及持續牽引治療。

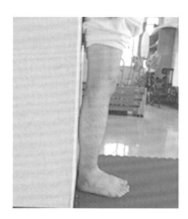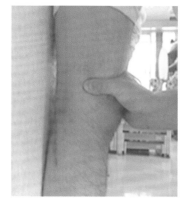

圖6-32：在膝關節伸展終末範圍的收縮訓練

患者站立，努力以外力伸展膝關節來改善，直到可動範圍不再受限。促使股四頭肌在膝關節伸展終末範圍的收縮。

病例9　40多歲　男性　髕韌帶斷裂後的膝關節攣縮

【診斷病名】

左側髕韌帶斷裂（圖6-33）

【骨科的治療方針】

手術治療：受傷9天後縫合斷裂部位，使用了帶環骨針（ring pin）與鋼絲（wire），將髕骨與脛骨粗隆拉近並固定在一定的距離，之後為了保護縫合處進行固定（圖6-34）。

【經過及症狀】

術後1個月內允許膝關節屈曲90度、股四頭肌原位運動、穿著膝架直膝抬腿（SLR）、穿著膝架自行走路，進行允許範圍內的活動，能盡早維持可動範圍。其後3個月時，膝關節屈曲受限在120度。術後5個月拔釘後，允許積極的可動範圍運動，膝關節屈曲改善到130度。術後6個月起雖然允許上下樓梯、輕度慢跑，但因為患者有韌帶再度斷裂的恐懼、殘存可動範圍限制、股四頭肌肌力低下（等級3）的情況，術後經過1年才逐漸恢復活動。屈曲可動範圍改善到145度。

【解讀】

考量到再度斷裂及肌腱的延長情況[註4]，必須要小心別對髕韌帶斷裂縫合處施加了分離應力。急速擴大可動範圍等情況下，希望各位注意髕韌帶是否疑似再度斷裂。此外如果產生肌腱延長的狀況，會造成肌肉收縮不全。

此患者術後5個月間，為了不對縫合處肌腱施加分離應力，使用內固定器材補強，該部位隨著強大的外力或股四頭肌急遽收縮，有因為內固定器材破損或鋼絲造成線切起司損傷（cheese cut）[註5]的危險。所以在訓練屈曲可動範圍時，如果股四頭肌痙攣又用外力進行運動很危險，必須要充分確保以髕上囊為首的膝關節上方支撐組織柔軟度之後，再獲得可動範圍。接著走路時要穿著輔具，讓膝關節呈完全伸展位，在不需要股四頭肌肌力的狀態下進行。

拔釘後，則使用髕骨位置異常指標的英索薩瓦提法（Insall-Salvati ratio/index）[註6]，定期以X光影像確認情況。此外視診、觸診時也要一邊確認有無再度斷裂或延長的情況，一邊獲得髕韌帶的滑動性與周圍組織的柔軟度，這很重要。

[註4]　延長：指的是肌腱或肌肉等軟組織被拉伸得比自然長度還要長。

[註5]　線切起司損傷：穿過骨頭內的鋼絲因為牽引力橫切進骨頭。

[註6]　英索薩瓦提法：用髕韌帶長度除以髕骨長度，來調查髕骨位置的方法。一般來說髕韌帶長度／髕骨長度為0.8～1.2，1.2以上表示高位髕骨，0.8以下表示低位髕骨。

【留意重點】

　　i）髕韌帶縫合處的分離；ii）術後的可動範圍限制

【運動治療實務】

i）針對髕韌帶縫合處的分離

　　拔釘前，進行活動到膝關節屈曲90度的運動。由於股四頭肌的痙攣強烈，所以要以抑制痙攣為目的，在利用膝關節屈肌收縮對伸肌交互抑制的作用下，努力擴大可

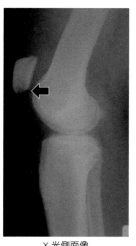

X光側面像　　　　　　　　MRI側面像

圖6-33：X光及MRI影像

MRI影像中可看出左髕韌帶在近端部位斷裂。

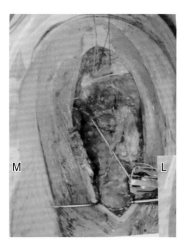
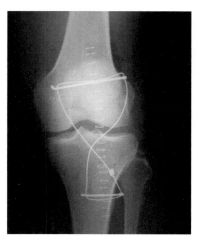
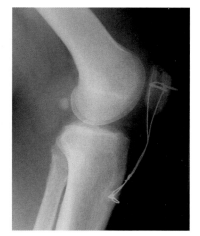

圖6-34：手術所見及術後X光影像

斷裂部位的縫合情況，用帶環骨針與鋼絲，將髕骨與脛骨粗隆拉近並固定在一定的距離。

動範圍。此外考慮到保護縫合處與內固定器材的破損，要避開對抗重力的關節運動，施行支撐小腿重量的伸展運動，與在膝關節伸展位下的股四頭肌原位運動。術後隔天起開始負重，走路時穿著護具讓膝關節呈完全伸展位（圖6-35）。

ii）針對術後的可動範圍限制

拔釘後略呈現低位髕骨，因此直接對髕骨下脂肪墊施行拉伸與滑動操作、小腿內轉外轉運動，利用肌肉收縮努力改善其柔軟度。此時以英索薩瓦提法為指標，持續關注髕韌帶延長的情況。

【治療成效】

術後經過2年，運動功能已無可動範圍限制，能跪坐、上下樓梯，日常生活也沒有問題了。雖然要回歸體育賽事很困難，但已改善到能慢跑或休閒運動的程度，就此結束復健。

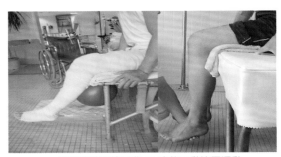

a：活動到膝關節屈曲90度的可動範圍運動

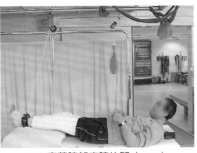

b：穿著膝架直膝抬腿（SLR）

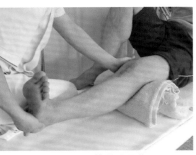

c：股四頭肌原位運動

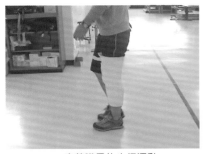

d：穿著護具的步行運動

圖6-35：拔釘前的運動治療

a：拔釘前，進行活動到膝關節屈曲90度的可動範圍運動。
b、c：考慮到保護縫合處與內固定器材的破損，施行支撐小腿重量的伸展運動，與在膝關節伸展位下的股四頭肌原位運動。
d：走路時穿著護具，在膝關節完全伸展位下進行。

病例10　10多歲　男性　股骨遠端骨骺線損傷後的膝關節攣縮

【診斷病名】

右側股骨遠端骨骺線損傷（索哈二氏分類法第2型〔Salter-Harris Classification[註7] Type 2〕，圖6-36）

【骨科的治療方針】

手術治療：受傷2天後施行骨板接骨術（圖6-37）。

【經過及症狀】

手術隔天起開始運動治療，在疼痛可忍受的範圍內，允許關節可動範圍活動、強化肌力。術後2週內不負重，之後預定花1個月完全負重。

開始物理治療時，腫脹及疼痛強烈，連離床都很困難。膝關節可動範圍屈曲20度，股四頭肌肌力為MMT 1的狀態。2週後使用兩側腋下拐能穩定地不負重走路，便出院回家，之後持續每週來門診1次進行物理治療。

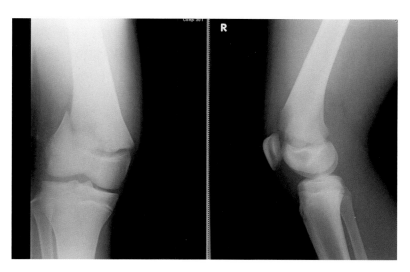

圖6-36：受傷時的Ｘ光影像

右側股骨遠端骨骺線損傷（索哈二氏分類法第2型）。

[註7]　索哈二氏分類法：是骨骺線骨折時經常使用的分類法，對制定治療方針及推估預後很重要。
第1型：骨骺線分離。
第2型：骨折線通過骨骺線，且骨骺對側的幹骺端上，可見到三角形的碎骨片，是最常見的類型。
第3型：骨折線從骨骺通過骨骺線，往骨骺處延續的骨折。
第4型：從骨骺穿過骨骺線，往幹骺端延續的骨折。
第5型：長軸方向的壓迫力道引起骨骺線輾壓傷害。

【解讀】

　　使用骨板固定骨折部位，避開骨骺線打上螺釘，已知術後的固定性沒有問題。然而如果強制膝關節勉強屈曲或跪坐等負擔自身體重，可想見會伴隨讓骨骺線分離的應力，及讓骨板破損的危險，要慎重地進行深屈曲可動範圍運動。

　　手術傷口位於大腿遠端外側，可想見會有以髂脛束、股外側肌、股外側肌斜向纖維、股中間肌、外側髕支持帶為中心的組織沾黏。此外，骨折處位在髕上囊的附近，可判斷有關節內骨折，由此可知，膝關節周圍的腫脹、浮腫，甚至髕上囊的沾黏，都有引起嚴重攣縮的危險。由於早期針對容易成為限制起因的組織進行處置，所以順利擴大了可動範圍。不過深屈曲的可動範圍改善情況停滯，有必要下功夫進行獲得深屈曲可動範圍用的運動治療。此外，從Ｘ光影像可判斷，半年以後的骨折部位狀況穩定，也能一邊考量到疼痛，一邊利用自身體重獲得深屈曲可動範圍了。

【留意重點】

　　i）隨著插入骨板，形成大腿外側支撐組織的沾黏；ii）膝關節深屈曲可動範圍受限

【運動治療實務】

i）針對隨著插入骨板，形成大腿外側支撐組織的沾黏

　　術後由於隨著插入骨板的侵入性影響，明顯有保護性收縮，因此要使用懸帶或彈力帶，進行髖關節內收、外展運動及屈伸運動，努力放鬆雙關節肌並減輕肌內壓。此外因為疼痛強烈，要在獲得的可動範圍內交替加上利用等長性收縮的自體抑制，以及利用膝關節屈肌、伸肌等張性收縮的交互抑制。

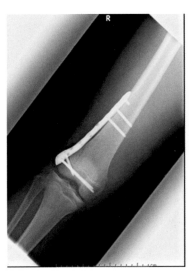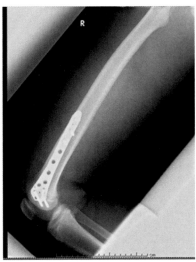

圖6-37：接骨術後的Ｘ光影像

施行了使用骨板的接骨術。

保護性收縮解除後，努力改善手術傷口周圍皮膚與皮下組織之間的滑動性、外側髕支持帶及ITB-P之間的滑動性。

ii）針對膝關節深屈曲可動範圍受限

術後半年，患者膝關節屈曲可動範圍130度，且獲得深屈曲可動範圍的進展停滯。由於屈曲可動範圍受限在術後已經過半年以上，變成複數軟組織的問題了，所以為了獲得深屈曲可動範圍，增加如圖6-38所示的運動治療。之後患者認真持續運動治療，最後成功獲得了可進行到深屈曲的可動範圍。

【治療成效】

患者拔釘前可跪坐，膝關節肌力為MMT 5，不會疼痛，能獨自走路、上下樓梯，甚至慢跑。

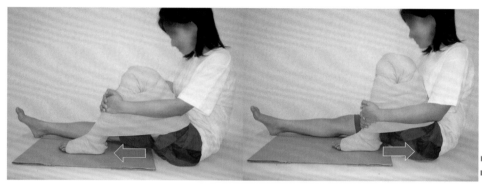

➡ 收縮
➡ 拉伸

a

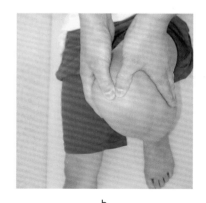

b

c

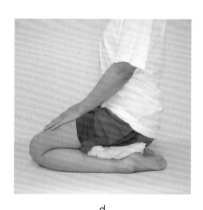

d

圖6-38：獲得膝關節深屈曲可動範圍用的運動治療

在復健過程中可適度結合施行a～d的運動治療。
a：膝關節固定在深屈曲位下，強化伸展肌並讓伸展肌收縮，之後再拉伸。
b：壓迫拉伸髕骨上脂肪墊。
c：擴大小腿內轉可動範圍，且獲得髕骨下脂肪墊的柔軟度。
d：用跪坐姿勢的持續拉伸法，與股脛關節的滑動運動。

膝関節拘縮の評価と運動療法

Copyright © 2020 Norio Hayashi, Takayuki Hashimoto
Original Japanese edition published by Motion and Medical Publishers Co., Ltd.
Complex Chinese translation rights arranged with Motion and Medical Publishers Co., Ltd., Japan
through LEE's Literary Agency, Taiwan
Complex Chinese translation rights © 2025 by Maple Leaves Publishing Co., Ltd.

膝關節攣縮的評估與運動治療

出　　　　版／楓葉社文化事業有限公司
地　　　　址／新北市板橋區信義路163巷3號10樓
郵 政 劃 撥／19907596　楓書坊文化出版社
網　　　　址／www.maplebook.com.tw
電　　　　話／02-2957-6096
傳　　　　真／02-2957-6435
監　　　　修／林典雄
執　　　　筆／橋本貴幸
翻　　　　譯／李依珊
責 任 編 輯／周季瑩
校　　　　對／邱凱蓉
港 澳 經 銷／泛華發行代理有限公司
定　　　　價／950元
出 版 日 期／2025年1月

國家圖書館出版品預行編目資料

膝關節攣縮的評估與運動治療 / 橋本貴
幸執筆；李依珊譯. -- 初版. -- 新北市：
楓葉社文化事業有限公司, 2025.01
　面；　公分

ISBN 978-986-370-757-8（平裝）

1.膝 2. 關節 3. 物理治療 4. 運動療法

416.618　　　　　　　　　　113018281